激活你的抗癌力

戚伟川　编著

中医古籍出版社
Publishing House of Ancient Chinese Medical Books

图书在版编目（CIP）数据

激活你的抗癌力 / 戚伟川编著. — 北京：中医古
籍出版社，2024.8
ISBN 978-7-5152-2819-8

Ⅰ.①激… Ⅱ.①戚… Ⅲ.①癌—防治 Ⅳ.①R73

中国国家版本馆CIP数据核字（2024）第059165号

激活你的抗癌力

戚伟川　　编著

策划编辑	李　淳
责任编辑	吴　迪
封面设计	王青宜
出版发行	中医古籍出版社
社　　址	北京市东城区东直门内南小街 16 号（100700）
电　　话	010-64089446（总编室）010-64002949（发行部）
网　　址	www.zhongyiguji.com.cn
印　　刷	水印书香（唐山）印刷有限公司
开　　本	710mm×1000mm　1/16
印　　张	13
字　　数	200 千字
版　　次	2024 年 8 月第 1 版　2024 年 8 月第 1 次印刷
书　　号	ISBN 978-7-5152-2819-8
定　　价	68.00 元

目 录
CONTENTS

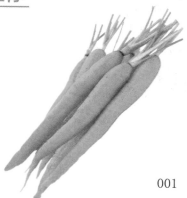

第三章
25种超强防癌食物，让抗癌力加倍

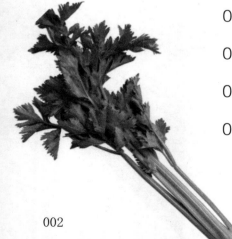

第四章
选对药食两用中药，击垮癌细胞

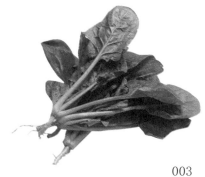

第五章
经常动一动，癌症远离你

第六章
用好经络穴位，激发抗癌力

第七章
"饿死"癌细胞，吃出抗癌力

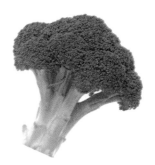

第一章

每个人生来自带"抗癌力"

　　我们生来都自带抗击癌症的能力，也叫抗癌力。所谓抗癌力，是人体自身的一种综合能力，它表现为身心协调状态下机体对于正常机能的维护、修复和增进。同样，抗癌力也包含着免疫力。人体正是因为有这种抗癌力，才能让癌症变成一种慢性疾病，像糖尿病和高血压那样，虽然不能彻底根治，但能够和患者长期共存。

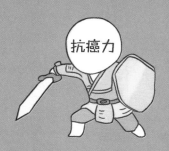

抗癌力

何 谓抗癌力

　　抗癌力指的是人体的一类综合能力（而不是某一项或者某一方面的特殊功能），表现为身心协调状态下机体对于正常机能的维护、修复与增进。可帮助机体预防癌变，摆脱癌症干扰，从癌症损伤中恢复，它由免疫力、身体素质、生活习惯、心理健康水平等多种因素决定，并不单指其中的任何一个因素。抗癌力可表现在诸多方面，如对代谢废物或致癌物的及时清除，对外界变化的顺应与自我调整，对异常细胞的识别和清理，对创伤的正确修复和维护等，有助于防范或延缓癌症的发生发展，帮助机体从癌症状态中自我康复。

　　每个个体自身原本所具备的某些系统功能和力量，这些力量对癌症来说才是最重要的控制和影响因素！而这些力量合在一起，正是抗癌力。抗癌力的源头来自人体内在的综合能力，而这种能力，可以叫作正气。

　　抗癌力是基于各种具体的防癌疗法的作用目标而存在的，与其他各种具体的癌症防治措施的作用目标相比较，它有一些较为核心的属性特点，如自我性（个体差异性）、潜在性（隐而不显，但作用明显）、可变性（可自我强化或削弱）、综合性（涉及诸多环节）。

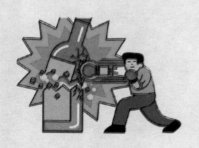

抗癌力最主要的三个因素是：

1 身体如果产生了癌细胞，抗癌力可以帮助你清除；

2 正常的抗癌力能帮助你控制癌症发展；

3 抗癌力可以帮助你康复。

抗 癌力的认知误区，赶紧纠正

癌症作为当前严重威胁人类生命的恶性疾病，一提到它，相信大多数人都可以说出一些观点来，特别是对于主动关注相关知识的癌症患者而言。不过，由于专业水平和学习时间的限制，对抗癌力和癌症的认识基本都是比较片面的。因而在这样的背景下，一些人很容易陷入认知误区，却不知其背后隐藏的危险，应该尽可能地避免。

身体强壮不等于抗癌力强

越来越多的人听到抗癌力这个词，很多看似健壮的人微微一笑：我这身体，抗癌力杠杠的！是不是身体看起来强壮，抗癌力就好呢？这种观点实际是不对的，强壮的人不代表患癌风险为零。第一，强壮不等于健康，很多强壮的人只是看上去体格健壮、肌肉发达。衡量一个人是否健康，应该从生长发育、神经系统、心肺功能、对外界环境适应的能力等方面进行，而不是只看外表。第二，强壮的人与体弱的人相比，更容易忽视体检，因为强壮的人很少生病，不会经常到医院看病，就算感冒发烧，扛一扛或者吃药之后也很容易康复。体弱的人由于经常生病，去医院的频率比较高，发现身体异常的机会就比较多。所以，身体强壮并不是判别抗癌力的标准。

免疫力不等于抗癌力

社会上关于癌症最大的误解可能就是认为它是免疫力低下引起的，提高免疫力就能防范癌症。肿瘤专家给出了答案：免疫力不等于抗癌力！

这些年我们经历的新冠病毒感染和其他传染病发生有个特点：同样被感染，孩子的病情较轻。按理说，孩子的免疫力不如成年人，怎么反而被感染后却比成年人症状轻得多呢？其原因就在于他们的免疫力不如成年人，免疫反应不强烈，和外敌斗争时，能动员的力量有限，战斗没有那般激烈，规模也要小得多，因此对身体的伤害相对较小。另外，癌症患者发病之前，免疫力不一定低下。临床上，癌症在那些平素身体壮实，几乎很少生病的人身上也是很常见的。相反，那些平时病恹恹的，动不动就感冒生病的人，也不一定会患癌症。

其实，癌症的出现，免疫失调才是元凶。癌症的发生、发展，与免疫监视及清除功能密切相关。严格意义上来讲，机体免疫失调，才会导致癌症的发生和发展。

有机食品不能增加抗癌力

有机食品在栽种或培育过程中完全没有使用化学肥料、化学农药、除草剂等非天然药物，食材安全性较高。现在的有机食品大多是蔬菜和水果。但一项长达9年的研究表明，经常吃有机食品的女性，患癌的风险与从不吃有机食品的女性没有差别。想要吃得健康，关键是要做到饮食多样化，多吃当地的应季食物。

2020年我国十大高发癌症统计

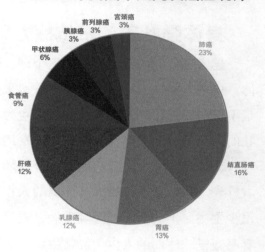

前列腺癌 3%
宫颈癌 3%
胰腺癌 3%
甲状腺癌 6%
食管癌 9%
肝癌 12%
乳腺癌 12%
肺癌 23%
结直肠癌 16%
胃癌 13%

补品补不了抗癌力

临床中发现，食用补品会加速癌细胞的生长。比如肝癌患者大多伴有低蛋白血症，常要补充蛋白，有些经济条件不错的患者每隔1天注射1针白蛋白，白蛋白的价格是很贵的，但为了治病保命，这些患者舍得花钱。结果观察发现，频繁补充白蛋白期间，很多患者肝脏内的肿块长得非常快，那些没注射白蛋白只是吃蛋白粉的肝癌患者，也会出现类似的情况。有一位肺癌伴左颈淋巴结转移的患者，当时淋巴结肿块已得到明显控制了，但吃了半个多月蛋白粉以后，肿块明显增大。这些都提醒我们：抗癌力不是补出来的。

免 疫力失调影响抗癌力

癌症的发生、发展，只与免疫监视及清除功能密切相关，免疫系统中的其他部分，与发生一般疾病时并无二致。严格意义上来讲，是免疫失调导致癌症的发生及发展。

免疫力贵在平衡，不是越强越好

凡事都有两面性，免疫力并不是越强越好。无论免疫力过强或过低，都会导致免疫系统失衡。免疫系统失衡，失去了监控的能力，细胞恶变得不到控制，从而产生各种恶性肿瘤。免疫力就像血糖和血压，低了不是好事，容易引起细菌和病毒的感染，但太高也是病，对人体有害。免疫反应太强烈，破坏力太大，是类风湿、红斑狼疮等自身免疫性疾病的影响因素之一。因此，提升免疫力的关键在于维持免疫功能的正常运行，将免疫力保持在均衡状态，使人体具有良好的自我调节能力。

▎免疫过强引起的疾病

过敏反应	过敏反应若发生在呼吸道，则出现打喷嚏、流涕、呼吸困难、哮喘等；若发生在皮肤，则出现红肿、荨麻疹等；若发生在消化道，则出现呕吐、腹痛、腹泻等。个别症状较为严重的可因过敏性休克或支气管痉挛发生窒息从而导致死亡。
自身免疫病	常见的自身免疫病有以下几种： ●内分泌疾病，如慢性甲状腺炎、胰岛素依赖型糖尿病等。 ●消化系统疾病，如慢性非特异性溃疡性结肠炎、慢性活动性肝炎等。 ●血液系统疾病，如恶性贫血、特发性血小板减少性紫癜、自身免疫性溶血性疾病等。 ●泌尿系统疾病，如自身免疫性肾小球肾炎、肺肾出血性综合征等。 ●神经肌肉疾病，如重症肌无力等。 ●结缔组织疾病，如类风湿关节炎、系统性红斑狼疮等。

▌免疫过弱引起的疾病

由免疫功能过弱或低下引起的疾病通常被称为免疫缺陷疾病。免疫缺陷疾病分为先天性和后天性两种。先天性免疫缺陷病是由遗传因素引起的，患者免疫力低下，对疾病抵抗力差，如先天性胸腺发育不全等。后天性免疫缺陷病是由疾病或其他因素（如营养不良、药物、肿瘤、手术、外伤、烧伤、脾切除等）引起的，患者丧失部分或全部的免疫能力，又称获得性免疫缺陷病。获得性免疫缺陷（继发性免疫缺陷病）较原发性者更为常见。许多疾病可伴发获得性免疫缺陷病，包括感染、恶性肿瘤、自身免疫病等。艾滋病是后天性免疫缺陷病的典型病例。

此外，反复发作的扁桃体炎、感冒、腹泻、肺炎、支气管炎等疾病都与免疫力过弱或低下有关。

5 招平衡你的免疫力

1 保持乐观的心态

压力会使对人体免疫系统有抑制作用的荷尔蒙的分泌量增多，从而降低免疫系统的功能。因此保持乐观的心态对身体健康至关重要。

2 睡够 7 ～ 8 小时

睡眠与人体免疫力密切相关，充足的睡眠可使体内的两种淋巴细胞数量明显上升。而淋巴细胞具有产生和运载抗体、防御病毒感染的作用。

3 每天运动 30 分钟

步行、慢跑、游泳等有氧运动能提高人体心肺功能，平衡免疫力。

4 每周至少吃一次菌菇

香菇、木耳等菌菇类食物富含多糖类物质，这种物质对平衡免疫力有帮助。

5 每天晒晒太阳

晒太阳是身体合成维生素 D 的主要途径，体内的维生素 D 合成少，会引起免疫力低下，易生病。

健 康的生活方式可提高抗癌力

每个人身上都有"原癌基因"，都有可能患上癌症。受到外因刺激，原癌基因就容易被激活。外因往往来自我们的生活。国际抗癌联盟曾发表报告称，全球每年有1200万新发癌症病例，有4成是可以在生活中预防的。与患癌症后高昂的治疗费用相比，良好的生活方式堪称最便宜的防癌处方。

▌不久坐

久坐不仅容易损伤我们的颈椎、腰椎，而且容易引发癌症。因为人体免疫细胞的数量会随活动量的增加而增加，而久坐不动的人体内的免疫细胞会大大减少，这就会让癌症有可乘之机。有研究表明，久坐的人比经常运动的人患胃癌、结肠癌、前列腺癌的风险高40%～50%。因此我们应当改正久坐的坏习惯，每工作两小时就起身活动一会儿。

▌不频繁染发烫发

染发剂和烫发剂中均含有苯类化学物质，可通过皮肤被吸收，久而久之会在体内累积，损害肝、肾、造血系统等，从而提高致癌的可能性。国外一家癌症学会曾经对1.3万名染发女性进行调查，发现她们患白血病的概率是未染发女性的3.8倍，患淋巴瘤的机会增加70%。所以，女性朋友应尽量减少染发和烫发的次数。

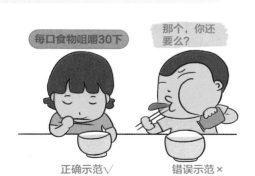

每口食物咀嚼30下

那个，你还要么？

正确示范√　　错误示范×

多咀嚼可以减少消化道的负担，降低患胃肠道癌症的风险。

▌常用干毛巾擦背

国外曾掀起过一股用干毛巾擦背的热潮。因为摩擦生热会激活背部皮下肌肉组织里的一种细胞，能起吞蚀并破坏癌细胞的作用。对于中老年人来说，不管是搓、擦，还是挠背部，都是一种很好的保健方法。双手握住干毛巾的两端，直式、横式反复摩擦整个背部 10 分钟左右，直到皮肤发红发热为止。

▌每天喝几杯绿茶

中国疾病预防控制中心营养与食品安全所研究员韩驰教授，对茶叶的防癌作用进行过长达 17 年的研究，他发现绿茶、红茶、乌龙茶对口腔癌、食管癌、肝癌、肺癌等都有不错的预防作用。其中，包括碧螺春、龙井、毛峰在内的绿茶效果最好，其防癌成分是其他茶叶的 5 倍。但茶水不要喝太浓太烫的，否则会影响防癌效果。最佳的饮茶温度在 60 摄氏度左右，茶叶浸泡 5 分钟后，其中的有效成分才能溶在水里。

▌每天开窗通通风

装修污染除了甲醛外，还有一种很强的致癌气体——氡及其子体。它一般藏在水泥、瓷砖、花岗岩里，沿着这些地方的裂隙扩散到室内，通过呼吸道进入人体，时间长了容易诱发肺癌。每天开窗至少半小时，氡的浓度就能降低到与室外相同，有助于预防肺癌。

▌坚持母乳喂养

母乳喂养不仅能提高孩子的免疫力、增进母子感情，而且有助于母子共同防癌。母乳喂养会降低母亲体内与癌症有关的激素水平，减少患乳腺癌的风险。母乳喂养的婴儿相比奶粉喂养的婴儿，不容易过量吸收热量和蛋白质，这样可降低他们长大后体重超标或肥胖的概率，从而更好地预防癌症。建议母亲在婴儿初生 6 个月采取母乳喂养。

藏 在心里的抗癌力

乐观的心态可以防癌，越来越多的研究资料表明，癌症的发生与心理因素也有着密切的关系，讲究心理健康不仅能有效地预防癌症，还有助于治疗癌症。

心情与癌症的关系

人的内分泌系统与免疫系统是相互依存又相互制约的，情绪的好坏又起着决定性的作用。研究表明，情绪愉悦能促使人体分泌有利于抗癌的物质，好的情绪，如乐观、愉悦、欢快、满足感、安全感、美感、被理解感、荣誉感等，可使神经内分泌系统的功能协调平衡，分泌有益的生化物质，增强机体的抗病能力。特别是在对抗癌症方面，好心情显得尤为重要。一个心身健康的人，免疫功能平衡，T淋巴细胞可及时地识别和消灭癌细胞，并能防止健康的细胞发生癌变。保持良好心态对癌症及其他疾病都有预防作用，并能促进疾病的好转。

50%的癌症患者是被"吓"死的

广州中医药大学的江勋源教授说：因癌症死亡的患者中，一半是被吓死的。这话一点也不夸张，癌症并不是不治之症，对于癌症，首先是不要被吓死了。大众对癌症的认识都有一个误区，认为癌症都是不治之症，导致对癌症充满了恐惧，于是在我们身边可以发现许多这样的例子。患者没被诊断出癌症之前，生活都很正常，一旦被确诊为癌症，精神一下子就垮了，许多不到一个月就去世了。这是因为人的情绪可严重影响身体器官的功能。中医认为："恐"会伤"肾"。所以我们能看到肾气不强的人都容易害怕，甚至突然受惊吓会发生小便失禁的情况。一个人一旦知道自己得了癌症，条件反射就是害怕，毕竟大部分人都怕死，于是这种担心和恐惧会直接导致自身的肾气下泄。肾气为人的生命力之源，肾气被"恐"一伤，整个人的生命力就直线下降，导致死亡加速到来。

因此，如果真的很不幸被检查出癌症，也千万别成了被"吓"死的那一半。悲观失望或恐惧的情绪是癌症进展的催化剂，乐观自信的态度是战胜癌症的前提，每一位经历过癌症并存活下来的人都是乐观、豁达的，无所畏惧或没被癌症吓倒。

宣泄不良情绪的方法

在宣泄内心的不良情绪时，一定要选择合理的方式，在保持自己的身心健康时，不危害他人。对此，下面这些方法很有效。

1 有人分担，可以减轻痛苦，心情不好时可以向自己的亲朋好友倾诉，有助于驱除不良情绪。

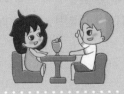

2 听听自己喜欢的音乐，不仅能带来美好的感受，还有助于忘掉不愉快。

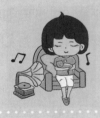

3 可以通过想象一个自己喜欢的地方，比如海边、高山或田野等放松大脑。把思绪集中在所想象的"看、闻、听"上，渐渐放松，由此达到精神放松。

4 当心情郁闷时，可以通过大哭一场来排解。因为人在抑郁时身体会分泌一种肾上腺素，它会让人心情低落、郁郁寡欢，但可以通过泪水排出体外。

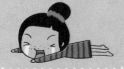

快乐可以提升抗癌力

2010 年，权威的《细胞》杂志刊登了一项研究。研究者把移植了癌细胞的小鼠放在有各种它们喜爱的玩具的笼子里，且笼里的小鼠多于 8 只，保证它们能玩得快乐，它们被称为"快乐小鼠"。其他小鼠则少数饲养，孤单又没有玩具。结果发现，"快乐小鼠"身上的癌肿小了，并发现一条"神奇通路"——大脑皮层受良性刺激后，海马区、自主神经、脂肪因子均可产生抑瘤效果。实验涉及胰腺癌、结肠癌、黑色素瘤等，可见良性的精神刺激的确对癌症有抑制作用。

孤独伤害抗癌力

18 世纪有研究证实，孤独的修女乳腺癌等癌症的病死率较高。近百年来，一直有鳏寡独居者易生癌的报道，丧偶或离婚者的癌症发病率明显上升，也证明了孤独是会伤害抗癌力的。国外一家癌症研究机构曾经有过一份研究结论：癌症患者中的自愈者，大多是性格开朗、喜好交往的。而喜好交往、性格开朗的人，往往更容易调整自我的神经内分泌免疫系统的状态，从而对阻击癌症的发生、发展和消退癌症起着举足轻重的作用。鉴于此，远离孤独，多与人交往，经常倾诉，是提升抗癌力的重要举措之一。

影 响抗癌力的因素

长期暴露于致癌因素中，就可能引发癌症。致癌因素包含外在因素和内在因素，例如，遗传、环境、吸烟、饮食、饮酒、情绪、年龄、职业、血型、体质、睡眠、感染、紫外线和身体激素变化。如果积极地注意并且及时消除或降低这些可能引起癌症的因素所带来的影响，那么，就可以提高抗癌力，大大降低患癌症的风险。此外，对于已患癌症的人来说，更需要提高警惕，尽可能地避免这些影响抗癌力的因素，从而帮助改善癌症治疗和康复的效果，还可以降低癌症复发的风险。

从事职业	致癌物	患癌种类
染料、橡胶、煤气生产	芳香胺	膀胱癌
铜、钴矿冶炼，砷农药生产	砷	皮肤癌、肺癌
石棉及其相关行业生产	石棉	肺癌、胸膜癌、腹膜癌
胶合剂、抛光剂生产	苯	白血病、骨髓癌
镉及相关行业生产	镉	前列腺癌
离子交换树脂生产	二氯甲醚	肺癌
铬矿开采、颜料生产	铬	肺癌
铀矿开采生产、夜光表生产、放射工作	电离辐射	各种恶性肿瘤
煤气、沥青、焦油生产	多环芳烃	肺癌、皮肤癌、阴囊癌
航海、农业种植	紫外线	皮肤癌
聚氯乙烯生产	氯乙烯	肝癌
镍矿开采、冶炼	镍	肺癌、鼻窦癌
交通警察	空气污染物	肺癌
飞行员及机组人员	宇宙辐射	皮肤癌，特别是恶性黑色素瘤
IT程序员、司机	久坐影响内分泌，导致亚健康	多种癌症

职业

常见的职业性癌症高风险行业：铝制品加工、橡胶制造、油漆、焦炭、钢铁铸造、化学实验室、石棉场所、现代农业、塑料制品加工、建筑业、电焊等。世界卫生组织国际癌症研究机构调查发现，全球范围内所有癌症发病中大约有15%是工作环境因素引起的，每年可导致大约150万人死亡。

血型

A型血的人最易患癌，A型血易使血小板聚集、黏附，血液黏度较其他血型更容易升高，更容易患中风、冠心病等心脑血管疾病。同时，1/3的癌症患者是A型血，A型血的人易患舌癌、食管癌、胃癌等，特别是胃癌。不仅如此，A型血还给癌症预后带来难度，癌症术后复发率高于其他血型。而B型血的人最少患癌，相比其他三类血型，B型血的人患癌概率是最低的，但是他们患口腔癌、乳腺癌、白血病的比例相对较高。

身高

从20世纪80年代开始，就陆续有文献报道身高和患癌风险的关系。几乎所有的研究结果都是一样的：身高越高，风险越大。无论国家，无论人种，无论男女，都是如此。

但到底为什么身高和癌症风险有关系呢？长得高的人，很多是因为体内的生长激素分泌旺盛，刺激了细胞的分裂和生长，一方面青春期发育快，长得高，但另一方面，也带来了较大的患癌风险，这在生物学上是能解释得通的。有趣的是，厄瓜多尔的拉伦侏儒症患者几乎从未患上癌症，而他们是因缺乏一种叫IGF-1的生长激素才个子矮小，或许这正是他们不患癌症的秘密。

高个子的人也不必焦虑，虽然个子高看起来确实会增加一些风险，但相比日常生活中的其他风险，它并不算严重。无论个子是高还是矮，坚持戒烟、少饮酒、多锻炼、饮食均衡、多吃新鲜蔬果等健康的生活方式，都是对自己最好的保护。

感染

　　某些感染性疾病和癌症的发生关系密切，这也是早已经被临床证实的。在中国，85% 的肝癌和乙肝肝硬化有关，乙肝病毒是引发肝癌的罪魁祸首。而宫颈癌的发生 90% 是和高危型人乳头瘤病毒（HPV）感染有关，这种高危型 HPV 持续存在或反复感染，就有可能导致宫颈上皮内瘤变（CIN），甚至是癌变。另外，幽门螺杆菌（Hp）与胃癌，EB 病毒感染与鼻咽癌、淋巴瘤，肝吸虫病与肝内胆管癌的发生都有一定的关系。

身体激素变化

　　身体的内分泌生理变化和激素代谢紊乱可能与一些癌症的发生有关联。大量的临床研究表明，如果女性体内孕激素和雌激素代谢失衡或生殖内分泌激素调节紊乱，将会导致患乳腺癌和其他癌症的风险增高。十多年前，在国外，为了治疗女性的更年期综合征，医生建议长期联合服用孕激素和雌激素，简称激素替代疗法。多年后发现这样长期使用激素替代疗法会导致患乳腺癌和生殖系统癌症的风险增高。另外，有临床研究提示，长期服用联合口服避孕药，可能会导致患肝癌、乳腺癌和宫颈癌的风险增大。总之，女性患乳腺癌、子宫癌、卵巢癌的风险与孕激素和雌激素有关联。

调 好体质提升抗癌力

中医认为体质状况决定了正气的强弱。不同的体质状况决定疾病的易患性和倾向性。癌症的发生是，由综合因素引起的，其中和人的体质有密切的关系。调好体质有助于提升抗癌力。

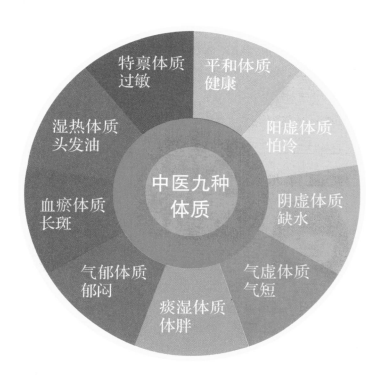

哪些体质易患癌

中医认为，人的体质可分为9种，即平和体质、气虚体质、阳虚体质、阴虚体质、痰湿体质、湿热体质、气郁体质、血瘀体质、特禀体质。除了平和体质，其他8种均属于"偏颇"体质。通过多年临床总结，医生们发现，气虚体质、阳虚体质、阴虚体质、气郁体质、痰湿体质、血瘀体质，这6种体质的人容易患上癌症。

九种体质的辨识方法

平和体质

表现

平和体质者体形匀称健壮，无明显驼背，平时较少生病。面色、肤色润泽，头发浓密有光泽，目光有神，鼻色明润，嗅觉灵敏，味觉正常，唇色红润，舌色淡红，苔薄白，精力充沛，不易疲劳，耐受寒热，睡眠安和，胃口良好，二便正常，脉缓和有神。

性格

通常性格随和开朗。

气虚体质

表现

气虚体质者一般身形消瘦或偏胖，面色淡白或偏黄，目光少神，气短懒言，容易疲劳，容易出汗，动则尤甚，寒热耐受力差，尤不耐寒，常表现为舌色淡红，舌边有齿痕，苔白，脉虚弱。

性格

通常性格内向，情绪不稳定，胆小，不喜欢冒险。

痰湿体质

表现

痰湿体质者体形肥胖，腹部松软，主要表现为面部皮肤油腻多脂，容易出汗，经常自感胸闷、痰多，且面色多淡黄、暗淡，容易犯困，眼睛稍有浮肿，口黏腻，喜食肥甘甜黏之品，大便无明显异常，小便微浑浊，舌体大而胖，舌苔白腻，脉滑。

性格

通常性格偏温和稳重、恭谦和达，多善于忍耐。

湿热体质

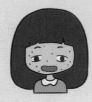

表现

湿热体质者身形偏胖或偏瘦，平素面垢油光，容易生痤疮粉刺，易口苦口干，眼睛红赤，心烦，四肢沉重倦怠，大便燥结或黏滞，小便短赤，男性阴囊潮湿，女性带下增多、色黄，带下异味较重，舌质红，苔黄腻，脉滑数或濡数。

性格

由于湿热内蕴，肝胆失郁，湿热体质者通常急躁易怒，性格偏内向，情绪不稳定。

阴虚体质

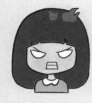

表现

阴虚体质者多见体形瘦长，手足心热，易口燥咽干，鼻微干，渴喜冷饮，大便干燥，面色潮红，目干涩，皮肤偏干，易生皱纹，眩晕耳鸣，睡眠差，小便短涩，性情急躁，外向好动、活泼。不耐热邪，耐冬不耐夏，不耐受燥邪。舌红少津少苔，脉搏不是特别强健。

性格

外向而喜动，易出现注意力不集中、烦躁不安、易激动等表现。

阳虚体质

表现

阳虚体质者形体白胖，肌肉松软，面色淡白少华，目胞晦暗，口唇色淡，毛发容易脱落。精神不振，睡眠偏多，畏寒怕冷，手足不温，脘腹及腰背部常觉怕冷，喜热饮食，不耐受寒邪，耐夏不耐冬。小便清长，大便溏薄，舌淡胖嫩边有齿痕，苔润，脉象沉迟。

性格

通常性格内向、沉静。

气郁体质

表现

气郁体质者身形偏瘦的居多，面色多苍黄或萎黄，通常神情郁闷，忧郁寡欢或性情急躁易怒，易激动，易呃逆、叹气，可伴有胸胁、脘腹、乳房及少腹等部位胀闷疼痛，舌色淡红，苔薄白多见，脉象以弦为主。

性格

通常性格内向，忧郁脆弱，敏感多虑。

血瘀体质

表现

血瘀体质者以瘦人居多，通常面色晦暗，皮肤偏暗或有色素沉着，容易出现瘀斑。易患疼痛性疾病，口唇暗淡，舌质暗有点、片状瘀斑，舌下静脉曲张，脉象细涩或结代。可伴有肌肤干，易脱发，眼眶暗黑，鼻部暗滞，女性多见痛经、闭经或经血中多凝血块。

性格

血瘀体质者急躁健忘，心情易烦。

特禀体质

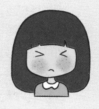

表现

特禀体质者对外界适应能力差，如对过敏季节适应能力差，易引发宿疾。特禀体质者常因其表现不一，舌苔脉象也不一样，如鼻塞、喷嚏者多为舌淡苔白，脉浮或滑；皮肤发疹者多为舌红苔薄，脉细或也可如平和体质者。

性格

特禀体质者通常内心敏感，易产生自卑、焦虑等情绪。

偏颇体质提升抗癌力的调养方法

气虚体质

调养方法

想告别气虚体质，就别劳累过度，要避免过度体劳、神劳、房劳。

阴虚体质

调养方法

阴虚体质者应多喝水。

阳虚体质

调养方法

阳虚体质者应注意保暖，少食生冷。

痰湿体质

调养方法

痰湿体质应少吃肥甘厚味的食物，尽量做到饮食清淡，少喝酒，少吃肉，少食油炸、熏烤、腌制的食物。

血瘀体质

调养方法

血瘀体质者可多做一些有氧运动，宜吃甘温有活血作用的食物，如糙米、茄子等；忌吃高脂、高盐等会加重血液黏稠度的食物。

湿热体质

调养方法

湿热体质者宜吃清淡、甘寒的食物，如薏米、绿豆、番茄、黄瓜、西瓜等；忌肥甘厚味、辛辣、大热大补的食物；多进行舒缓的运动项目。

气郁体质

调养方法

想告别气郁体质就要"心舒"，说白了就是不生闷气，不发火，少着急，尽可能保持愉悦的心情。

特禀体质

调养方法

特禀体质者宜吃平和、偏温补、养肺气的食物，如小米、杏仁、银耳、绿色蔬菜、苹果等，尽量避免接触过敏原。

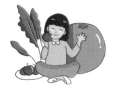

抗癌力的自我评估

本评估表由致力于抗癌临床工作近40年的上海中医药大学教授、博士生导师何裕民制订。

年龄 以40岁为标准：10分，每增加10岁减1分（如80岁减4分，结果为6分）
性别 女性+0.5分，男性-0.5分
学历 以高中为标准：5分，大学+0.5分，研究生+1分，初中-0.5分，小学及小学以下-1分
父母患癌 没有+1分，一方-1分，双方-2分（兄弟姐妹患癌，有一个就-1分）
体重 正常(或偏瘦)+1分，超标0分，肥胖-1分

第 1 题
重视自我保健

不重视 `0`

重视 `1`

第 2 题
定期检查

从不检查 `0`

1～2年体检一次 `1`

第 3 题
医院检查

部分与癌症相关的指标有点问题 `0`

各项结果良好 `1`

第 4 题
对癌症

不关心或特别怕 `0`

知道，是常见慢性病 `1`

第 5 题
有无这些慢性病: 慢性咳嗽、胃炎、肝炎、胆囊炎、肠炎

有 `0`

没有 `1`

第 6 题
身体有不适时

不当回事 `0`

会跟家人或朋友说，必要时寻求医生帮助 `1`

第 7 题
对于各种药品、保健品

不吃或常自己找来吃 `0`

遵医嘱吃 `1`

第 8 题
饮食

常胡吃海喝 `0`

注意膳食结构已1年以上 `1`

第 9 题
蔬菜水果
很少吃或偶尔吃　　⓪
每天注意吃　　①

第 10 题
喝酒
每天喝或经常醉酒　　⓪
从不或偶尔喝一点儿　　①

第 11 题
防癌食谱
不知道　　⓪
有所关注或已按照
食谱调整饮食　　①

第 12 题
吸烟
烟瘾一般或很大　　⓪
从不　　①

第 13 题
运动
从不或偶尔　　⓪
重视　　①

第 14 题
睡眠
经常失眠　　⓪
躺下就睡着或良好　　①

第 15 题
熬夜
经常或几乎每天　　⓪
从不或很少　　①

第 16 题
对工作态度
累而厌烦　　⓪
轻松而喜欢　　①

第 17 题
情绪
沉默寡言　　⓪
总是嘻嘻哈哈的　　①

第 18 题
起居
没规律　　⓪
有规律　　①

第 19 题
处事
细腻认真，甚至因追
求完美而较真　　⓪
马虎而粗线条　　①

第 20 题
性情
性子急　　⓪
从容而悠闲　　①

第 21 题
遇到不开心的事

总放在心里 [0]

一会儿就忘 [1]

第 22 题
有事情发生

常纠结数日 [0]

一般很快过去 [1]

第 23 题
亲朋好友

没有值得信赖、可倾诉的亲友 [0]

有 3 个以上可以聊天的亲友 [1]

第 24 题
家庭关系

不和谐，甚至关系紧张 [0]

和睦或一般 [1]

第 25 题
单位同事关系

不太理想 [0]

和谐 [1]

第 26 题
自认为多数情况下活得

不快乐 [0]

很快乐 [1]

第 27 题
自己的过去和现状

不满意 [0]

满意 [1]

第 28 题
如果生病

常拖延数日 [0]

很快康复 [1]

第 29 题
有过这些疾病吗？风湿病、风湿性关节炎、红斑狼疮、哮喘、肾炎、硬皮病、皮肌炎、强直性脊柱炎

有 [0]

没有 [1]

第 30 题
用过激素吗？

用过 [0]

从来没用过 [1]

计算累积得分即可。33 分以上者，提示抗癌力强；28 分以下提示抗癌力弱。

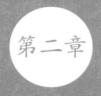

第二章

科学防癌，
不让癌症找上你

　　大量的科学证据表明，许多癌症是可以预防的。癌症的发生是多方面的，因此，癌症的预防也同样可以从多方面入手，例如癌症早期筛查、癌症基因检测、医疗体检、自我检查、个人生活习惯和生活环境等。坚持预防为主，科学防癌。

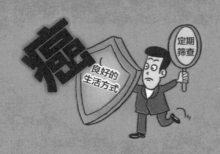

什么是癌症的三级预防

1981 年，世界卫生组织提出：1/3 的癌症是可以预防的，1/3 的癌症通过早发现、早诊断、早治疗是可以治愈的，1/3 的癌症通过适当治疗可以延长患者生存时间，提高生活质量。根据这一著名的"3 个 1/3"，医学家们提出了癌症的三级预防概念。

一级预防 又称病因预防

是以预防癌症的发生为目标，而不是通过治疗来消除癌症。主要是通过改善环境卫生，改变不良生活方式，合理营养膳食来预防癌症。可利用报刊、电台、电视等广泛宣传癌症危害，普及癌症防治知识，使公众正确认识癌症，树立癌症可防可治的正确观念，建立安全健康的生活方式。

二级预防 即早发现、早诊断、早治疗

是在癌症最早期，甚至在癌前期阶段应用特定的检查方法（如乳房查体、宫颈脱落细胞检查、X 线检查等）将其发现，并给予及时治疗，以控制其发展。这样，不仅能减少治疗费用，避免发展成晚期癌症，而且能显著提高治愈率，降低死亡率。早期发现的主要方法是防癌普查，此外还推荐自我检查和定期体检。

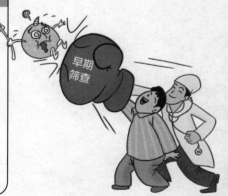

早期筛查

三级预防 又称临床预防或康复预防

是以防止病情恶化、防止残疾为目标。其方法是通过多学科综合诊断和治疗，正确选择合理的诊疗方案，为能治愈的患者提供根治性治疗，以达到治愈的目的；为不能治愈的患者提供姑息治疗和临终治疗，以恢复体力、消除痛苦、延长生存时间、改善生活质量。

怎样预防常见癌症

尽管癌症高发，但至少 1/3 的癌症可以通过减少饮酒、健康饮食和加强体育锻炼得到预防。健康的生活方式，积极乐观的生活态度，掌握科学的防癌常识是保持自身机体"和谐平衡"健康状态的三要素。

肝癌

目前发现肝癌的发病因素有：病毒性肝炎、黄曲霉毒素、酗酒、饮水污染、接触化学致癌物质。

一级预防	主要措施有保证饮用水符合卫生标准，避免食用霉变食物，接种乙肝疫苗，注意饮食卫生。
二级预防	主要是早发现、早诊断、早治疗。

胃癌

胃癌的发病机制是多因素的，包括饮食、病毒感染、环境、细菌、遗传等。

一级预防	按时就餐，不暴饮暴食，避免食用硬、粗和过烫的食物。多吃新鲜蔬果，如胡萝卜、草莓等，增加维生素 A 原、维生素 C 的摄入量。食用新鲜的肉、鱼、蛋、牛奶及各种大豆制品，不吃霉变食物，少吃或不吃熏制、腌制、油炸的食物。少吃盐制食品，减少盐的摄入量。少饮烈性酒，不吸烟，保持开朗、乐观，不生闷气，尤其吃饭时要避免生气。
二级预防	对高危人群进行筛查，以检出早期胃癌。

结直肠癌

结直肠癌的危险因素可分为三大类：健康背景、遗传背景和环境背景。不良的生活方式在结直肠癌的发生过程中起着重要的作用。

一级预防	注意膳食平衡，每天饮食中不同来源的膳食纤维至少 25 克；低脂肪饮食，每天脂肪的摄入量不超总热量的 20%；避免摄入过多的热量，预防超重；适当运动，不吸烟。
二级预防	大便潜血试验、直肠指检和乙状结肠镜检查。

肺癌

肺癌的病因是多方面的，但公认的最重要原因是吸烟，其他原因有大气和局部环境的污染、家庭装修材料散发出的有害物质以及油烟污染等。

一级预防	控制大气污染。做好职业防护。不吸烟，宜戒烟。防治慢性支气管炎。
二级预防	如出现呛咳、干咳、痰中带血或咯血、胸痛等症状，应及时进行痰细胞学检查、X 线检查以及纤维支气管镜检查。

宫颈癌

一级预防	接种HPV疫苗。HPV 疫苗又叫宫颈癌疫苗，因为 90% 以上的宫颈癌伴有高危型HPV感染。接种HPV疫苗可以预防约70%～90%的宫颈癌。目前，在国内上市的HPV疫苗包括二价、四价和九价疫苗。二价疫苗针对HPV-16 和 18 两种高危型别；四价疫苗在这两者基础上增加了HPV-6 和 11 两个低危型别；九价疫苗是在四价疫苗基础上增加了 5 种高危型别HPV，分别是HPV-31、33、45、52、58。二价疫苗适用于 9～45 岁的女性，四价疫苗适用于 20～45 岁的女性，九价疫苗适用于 16～26 岁的女性。
二级预防	定期进行宫颈癌筛查。如果已经错过 HPV 疫苗接种的最佳时机，还可以通过定期进行宫颈癌筛查来预防宫颈癌。目前宫颈癌的主要筛查方法包括：肉眼筛查方法（醋酸染色法与碘染色法）、宫颈细胞学检查（巴氏涂片和液基细胞学检查）、HPV 检测。

我国宫颈癌筛查指南常规建议：25～29岁的女性每3年进行一次细胞学检查；30～64岁的女性每3年进行一次细胞学检查，或每3～5年进行一次HPV检测，或每5年进行一次HPV和细胞学联合筛查；65岁及以上的女性如果过去10年筛查结果均为阴性且没有宫颈鳞状上皮内病变史，可终止筛查。

尤其需要指出的是，接种HPV疫苗也不代表一劳永逸，接种疫苗者也应定期进行宫颈癌筛查。因为目前HPV疫苗不能覆盖所有的病毒类型，并且极少数的宫颈癌与HPV感染无关。另外，不要吸烟，注意性生活的卫生。

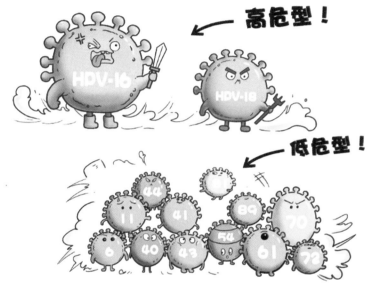

高危型HPV的持续感染是导致宫颈癌的最主要原因

乳腺癌

乳腺癌的发病可能由遗传易感性、激素水平、免疫因素、生活方式等多种因素综合作用引起。

一级预防	控制脂肪的摄入量占总热量的10%～30%，同时应摄入充足的蔬菜、水果和含有膳食纤维的谷物。更年期女性更要健康饮食，适当增加体育活动。控制总热量的摄入，保持理想体重。
二级预防	乳腺自我检查可及时发现早期的乳腺癌。

癌 症有哪些检查方法

实验室检查

免疫学检查。由于癌细胞的新陈代谢与化学组成都和正常细胞不同，可以出现新的抗原物质。

酶学检查。癌肿组织中某些酶活性增高，可能与生长旺盛有关；有些酶活性降低，可能与分化不良有关。此项检查对癌症有重要的辅助诊断作用。

内窥镜检查

凡属空腔脏器或位于某些体腔的癌肿，多数可用内窥镜检查。内窥镜有金属制和纤维光束两类，常用于鼻咽、喉、食管、气管支气管、胃十二指肠、胆道、胰、直肠结肠、膀胱、肾、宫颈、阴道等部位的检查。通过内窥镜可窥视癌肿的肉眼改变，对组织或细胞采样行病理形态学检查等，可大大提高癌症诊断的准确性。

影像学检查

包括 X 线透视、摄片、造影、断层扫描以及选择性血管造影等，都可为癌肿提供确切的定位诊断。影像学检查可确定癌肿的位置、形状、大小等，并有助于判断癌肿的性质，使用范围广泛，但对体积很小的癌肿，其准确率会降低。

超声波检查

利用正常组织与癌肿组织或其他病变组织声抗阻和衰减特性的不同，以取得不同的超声反射波型来进行诊断，无痛苦且方法简便。包括 A 型、B 型超声波检查。

放射性核素扫描

即同位素检查，包括功能测定检查、扫描及伽马射线检查， 放射免疫分析等。

病理性检查

细胞学检查。由于肿瘤细胞较正常细胞容易从原位脱落，于是用各种方法取得瘤细胞和组织颗粒，鉴定其性质。

活体组织检查。通过各种内窥镜活检钳取癌肿组织，或通过手术切取，或用针穿刺吸取等方法，进行活体组织检查，是决定癌症诊断及病理类型准确性最高的方法，适用于一切用其他方法不能确定性质的肿块。

各癌种常见的体征和症状

肺癌

持续性咳嗽、咳痰、咳血，声音嘶哑，胸闷、胸痛，呼吸急促，不明原因的消瘦，感到疲倦或虚弱，骨痛或骨折（晚期肺癌引起），身体其他部位的顽固性疼痛（晚期肺癌引起）。许多癌症患者，特别是老年人，可能并没有任何明显的肺部疾病症状。

乳腺癌

患者自己触摸发现乳房有小肿块，乳头或乳房皮肤色素沉着、脱皮、结痂或剥落，乳房局部皮肤增厚，乳房形状或外观有改变（如皱褶或凹陷），乳头溢液，乳房疼痛，腋下区域有肿块。

胃癌

上腹部不适，持续的胃痛或灼热感，进食或服用抗酸药物都无法缓解，经常消化不良，腹胀、腹水，恶心、呕吐、吐血，不明原因的体重减轻，容易疲劳，腹部有肿块。通常胃癌的早期症状不明显。

结直肠癌

排便习惯改变，经常性腹泻或便秘或大便稠度改变，大便带血、排便不畅，经常腹部不适，不明原因的体重减轻，身体疲劳或虚弱。

肝癌

全身无力、疲劳，皮肤瘙痒，食欲不振，恶心、呕吐，不明原因的体重减轻，皮肤和眼睛发黄（黄），上腹部疼痛或右肩胛骨附近疼痛，右侧肋骨下方有肿块（肝脏肿大），左侧肋骨下方有肿块（脾脏肿大），腹部肿胀或积液（腹水），肝癌引起的高钙血症可引起恶心、便秘、精神错乱等，肝癌引起的低血糖症，可导致身体疲劳或昏厥。通常肝癌早期症状不明显，一般发现的时候已经是晚期或是从身体其他部位转移而来的癌症，例如胃癌肝转移等。

食管癌

胸骨后有灼烧感（俗称烧心），胃灼热，声音嘶哑，吞咽困难，打嗝，呕吐，体重下降，慢性咳嗽，胸痛，骨痛。通常食管癌被发现时都已是中晚期，一些患者可能没有任何症状，只是在胃镜检查或食道镜检查时偶然发现。

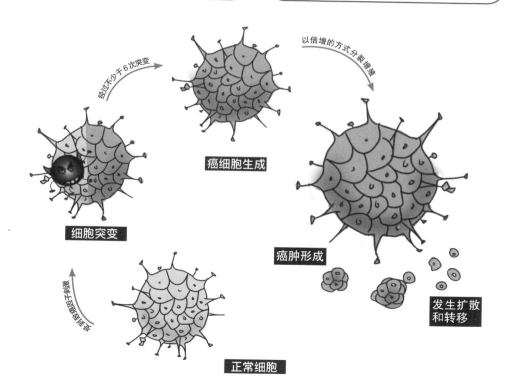

前列腺癌

勃起功能障碍，精液中有血丝，排尿困难，大小便失禁，骨盆区域不适，骨痛。前列腺癌早期通常没有任何症状。

子宫癌

月经不正常，阴道分泌物异常，腹部和盆腔疼痛，绝经后阴道经常出血等。

卵巢癌

不明原因的体重减轻，腹胀或腹部肿胀，吃东西时容易有饱腹感，尿频尿急，排便习惯的变化（如腹泻或便秘），骨盆区域不适。卵巢癌早期通常没有任何症状，即使是卵巢癌晚期也可能没有什么明显症状。

淋巴瘤

最常见的症状是淋巴结肿大或皮下肿块，通常位于颈部、腋窝或腹股沟处，有的在喝酒后会感到疼痛。肿块会不断变大，或者在其附近或身体的其他部位出现新的肿块。其他体征和症状有：非感染性的持续发热或间歇性发热，身体感到疲劳和虚弱，皮肤瘙痒，不明原因的消瘦，食欲不振，腹部饱胀，胸痛或呼吸短促，夜间盗汗。很多早期的淋巴瘤患者也可能没有任何症状。

白血病

不同类型的白血病症状会有所不同。白血病患者常见的体征和症状：身体感到疲劳和虚弱，频繁或严重的感染，不明原因的体重减轻，皮肤上有微小的红斑（瘀斑），出汗过多，特别是在夜间，发冷或发热，淋巴结肿大、脾脏或肝脏肿大，容易出血或瘀伤，复发性流鼻血，骨痛。很多早期的白血病患者可能没有任何明显的症状。

甲状腺癌

甲状腺癌早期一般没有什么体征或症状，多是在体检中被发现。随着甲状腺肿瘤的不断变大，患者可能出现的体征或症状：声音嘶哑或声音改变，吞咽困难或疼痛，脖子或喉咙疼，脖子上有结节或肿块，颈部淋巴结肿大，颈部疼痛会延伸到耳朵等。

鼻咽癌

面部疼痛或麻木，头痛，听力丧失、耳鸣或耳朵有胀感，耳部反复感染，视力模糊或复视，颈部淋巴结肿大或颈部有肿块，咽喉不适、咽喉反复感染，张嘴困难，鼻塞，流鼻血。鼻咽癌在早期通常没有什么症状，很难被发现。

胰腺癌

胰腺癌早期一般没有什么体征或症状。随着病情的发展可能出现的体征或症状有：身体疲乏无力，不明原因的体重下降，皮肤发痒，黄疸（皮肤和眼睛发黄），食欲不振、消化不良、恶心或呕吐，腹胀或有饱胀感，上腹部或中腹部或背部疼痛，尿液会变成棕色，大便呈浅色或灰色（黏土色的粪便）。

脑癌

经常性头痛渐渐变得更加频繁和严重，尤其是在运动后或在清晨时头痛变得更严重，肢体麻木或无力，手臂或腿逐渐失去感觉或运动能力，身体平衡或运动失调，行走困难，偏瘫，癫痫或抽搐，语言能力或听力改变，性格、记忆力或注意力改变，视力模糊、复视或周围视力丧失，食欲不振，吞咽困难，恶心或呕吐，大小便失控，意识丧失。

宫颈癌

　　性交时疼痛或骨盆疼痛，性交后不定期阴道出血，阴道分泌物异常，生殖器出现凸起、无痛、肤色样的疣状物，绝经后阴道出血。

皮肤癌

　　痣或斑点出现颜色、形状、大小或感觉的变化，不愈合的丘疹，开放性皮肤溃疡，皮肤凸起的肉色肿块，可能会触痛、疼痛或发痒，红色或深色鳞状斑块、硬皮或开始渗出或出血，皮肤很脆弱，轻微擦伤后或剃须后会出血，且不易愈合。

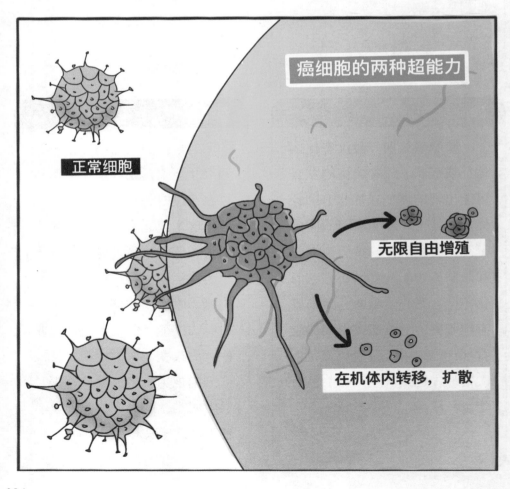

正常细胞

癌细胞的两种超能力

无限自由增殖

在机体内转移，扩散

关注饮水安全，降低患癌概率

据世界卫生组织(WHO)调查表明，全世界80%的疾病和1/3的死亡病例与饮用受污染的水有关。肝癌、胃癌、心血管疾病、结石、肠道传染病等与饮水污染有关。

引起水污染的常见致癌物

日常用水可被多种物质污染，污染物主要是一些物理、化学物质和致病微生物。化学物质包括：铬、砷、铅、镉等重金属以及多环芳烃类、杂环化合物、多氯联苯、邻苯二甲酸酯类等有机污染物。经常饮用含有这类物质的水或食用体内有这类物质的生物就容易诱发癌症。一些致病微生物，如肝吸虫污染水后，人们误食了被其污染的鱼虾会引起肝脏或胆道系统疾患，经常食用可能会有患胆管癌的危险，因此这种间接的致癌作用也不容忽视。

饮用水中致癌物的危害

致癌物名称	危害
铬	铬的致癌作用包括引起原癌基因的激活和抑癌基因的失活，引起染色体异常及 DNA 损伤，影响 DNA 的修复等。
砷	国际癌症研究机构于 1980 年已确认砷能引发皮肤癌和肺癌。此外，砷还可以引起肝、肾、膀胱等部位的癌症。
铅	在动物实验中，铅有明确的致癌性。铅能引起大鼠及小鼠的肾脏肿瘤，尤其以肾皮质小管上皮癌为常见。铅和脑部肿瘤也存在密切关系。
镉	镉与肺癌、前列腺癌、肾癌、肝癌的发病有关，少量研究提示镉与造血系统、胃、膀胱、胰腺的癌症发生有关。
多环芳烃	引起 DNA 损伤，诱导基因突变，诱发肿瘤形成。

如何辨别饮用水的水质

对普通大众来讲，判断水质好坏最简单的方法就是凭借对水质的直观感觉，例如用鼻子闻一下水是否有特殊的气味；观察水里是否含有悬浮物、漂浮物或沉淀物；观察水是否混浊，是否有异常颜色；喝起来口感是否正常等。但是仅凭直观的感觉来判断水质的好坏并不完全科学，有时感觉的好坏与水是否安全并不完全相关，准确结论还需要依据专业机构的水质监测结果。但是，当饮用水的感官性状突然发生明显改变时，比如出现强烈的刺激性气味等状况时，往往提示水质受到了污染，应立即引起重视且不要再饮用。

水质异常的处理

一旦发现水质异常应立即停止饮用，并及时向当地供水部门和卫生部门报告，用干净容器留取 3 ～ 5 升水作为样本，提供给相关部门。应在接到有关部门关于水污染问题已解决的通知后再恢复用水。

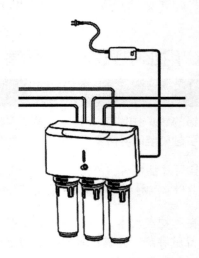

安装家用净水器，能保证家庭的饮水安全和饮水健康

关注空气质量指数，做好防护少致癌

国内著名肿瘤专家、中科院院士陆士新认为，包括大气污染在内的环境污染是国内肺癌等多种癌症发病率持续上升的一个重要原因。

空气污染与癌症的关系

在我国，空气污染来源复杂多样，主要包括煤燃烧产物、建筑和工业粉尘以及汽车尾气。另外，世界卫生组织下属的国际癌症研究机构在 2013 年明确指出， 大气污染来源的 PM2.5 对人类的致癌性证据充分。目前已有非常有力的证据证实 PM2.5 与肺癌发病之间存在一定关联，同时也有证据表明空气污染与淋巴造血系统肿瘤、鼻咽癌、乳腺癌、膀胱癌以及子宫肌瘤之间存在一定的关联。

看懂空气质量指数（AQI）

AQI 是空气质量指数（Air Quality Index）的简称，它可以直观地评价大气环境质量状况，方便人们根据自身的情况，采取相应的健康防护措施。

AQI 的数值越大、级别越高，说明空气污染状况越严重，对人体的健康危害也就越大。AQI 的发布形式有两种："实时报"和"日报"，实时报每小时发布一次，日报每天发布一次。每个城市都有自己的环保网站，那里有权威的 AQI 信息，其数据来源于中国环境监测总站和地方监测站。不方便电脑查询的，可以用手机登录中国环境监测平台，也能实时查看所在城市的空气质量状况。

AQI 数值	空气质量级别	空气质量类别及表示颜色		对健康影响情况	防护措施
0 ～ 50	一级	优	绿色	空气质量较好，基本没有空气污染	各类人群适宜正常活动
51 ～ 100	二级	良	黄色	空气质量尚可接受，对极少数敏感人群有较弱影响	敏感人群要减少户外活动
101 ～ 150	三级	轻度污染	橙色	敏感人群不适症状加剧，健康人群出现轻微不适症状	儿童、老年人及心脏病、呼吸系统疾病患者应减少高强度、长时间的户外运动
151 ～ 200	四级	中度污染	红色	敏感人群不适症状进一步加剧，健康人群的心脏和呼吸系统受到影响	儿童、老年人及心脏病、呼吸系统疾病患者停止户外活动，一般人群适当减少户外活动
201 ～ 300	五级	重度污染	紫色	肺病和心脏病患者的症状加重，健康人群普遍出现不适症状	儿童、老年人及心脏病、呼吸系统疾病患者停止户外活动，一般人群减少户外活动
>300	六级	严重污染	褐红色	健康人群运动耐受力降低，有明显的不适症状，可能提前患上一些疾病	儿童、老年人和病人不宜外出，避免体力消耗，一般人群不宜户外活动

越 早戒烟防癌效果越好

吸烟与各种癌症的关系密切，包括肺癌、口腔癌、喉癌、胰腺癌、膀胱癌、宫颈癌和肾癌。即使不直接吸烟，长期接触二手烟也能增加患肺癌的风险。越早戒烟防癌效果越好，因为远离香烟是预防癌症和保护身体健康的重要措施。

戒烟这个事儿别心存侥幸

吸烟是肺癌的主要致病原因，但并不是唯一原因。所以有人会说：有些人整天吸烟也没得肺癌。但在戒烟这个问题上建议还是不要心存侥幸，不得肺癌不代表你不会死于吸烟。吸烟能引起冠心病、急性心脏病、脑卒中等心血管疾病，这些心血管疾病是被无数年轻人所忽视的。在中国，由于心血管疾病猝死的 30 ~ 44 岁青壮年中，46% 与吸烟有关。吸烟也是各种肺病致死的主要因素之一，尤其是慢性阻塞性肺病（COPD），症状为咳嗽、咳痰、呼吸短促，随着时间的推移，病情会越来越严重。全世界每年有 300 万人死于慢性阻塞性肺病，其中 120 万人是由吸烟造成的。所以说，不得肺癌，不代表不会死于吸烟。

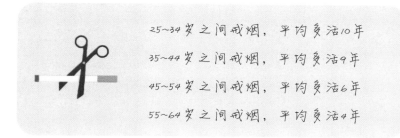

25~34 岁之间戒烟，平均多活 10 年

35~44 岁之间戒烟，平均多活 9 年

45~54 岁之间戒烟，平均多活 6 年

55~64 岁之间戒烟，平均多活 4 年

二手烟危害远超雾霾

雾霾有害众所周知，但从危害程度上来讲，雾霾比二手烟差远了。一家餐馆内如果有 3 个人吸烟，那么室内的细颗粒物（PM2.5）测量值便会超过 600，比最严重的雾霾天的 PM2.5 值还高。在中国，烟草每年导致约 100 万人死亡，每年约有 10 万人死于二手烟。换言之，我国每 30 秒左右就有 1 人因使用烟草而死亡，等于每天约死亡 3000 人。然而，这还仅仅是针对吸烟者自己。当吸烟者吞云吐雾的同时，呼出的二手烟的有害程度更加可怕，尤其是对孩子。中国有超过 1.8 亿名儿童常常暴露于二手烟的烟雾中。烟草烟雾所产生的数千吨致癌物和有毒化学物质可以自由地释放到空气中，并直接被无辜的孩子吸入肺中。中国有 7.4 亿非吸烟者，不受二手烟的危害是每个人的健康权力。

科学防癌，必需澄清的传言

关于癌症的传言似乎比癌症本身更可怕，它不仅给大家带来莫名的压力，而且可能耽误治疗。这些防癌传言，究竟能信几分？我们选取了几个流传最广的传言，还原真相。

"一滴血"能查出十几种癌

用一滴血能够筛查出十几种癌症，听起来很棒！但其实一滴血测的不是癌细胞，而是"肿瘤标志物"——肿瘤细胞分泌出来的特殊物质。这些"肿瘤标志物"能反映出肿瘤的发生、发展，但不是这个值高了，就是得了癌症！一些良性肿瘤或正常组织以及炎症反应，也会使肿瘤标志物轻度升高。此外，检测方法、检测试剂和机器也会产生误差，出现"假阳性"。

浙江省肿瘤医院的苏丹教授表示："一滴血"可测癌症的说法不严谨，过分夸大了肿瘤标志物在肿瘤诊断中的作用，确切的说法应该是"监测肿瘤"。至今，全球还没有一个血液标志物能 100% 准确诊断肿瘤。

碱性食物可降低患癌概率

广东省中医院肿瘤科主任张海波表示：食物的酸碱度暂无统一的划分标准，"酸性食物""碱性食物"的说法也未必准确。正常饮食的人不必太注重食物的酸性和碱性。人体有很完善的调节机制，一般情况下正常人体内都能维持比较稳定的酸碱度。夸大"碱性食物"的防癌作用不靠谱。

吃剩饭剩菜致癌

吃剩饭剩菜致癌的理由是因为剩饭剩菜都会产生亚硝酸盐，大量的亚硝酸盐进入人体后会产生亚硝胺，亚硝胺的确具有致癌性，但前提是摄入过量。偶尔吃一次剩饭剩菜对健康没有太大影响，但吃前宜充分加热。

喝咖啡致癌

咖啡中的确含有 2A 类致癌物丙烯酰胺。国际癌症研究机构的流行病学证据表明"通过食物摄入丙烯酰胺与人类某种肿瘤的发生有明显相关性，其对人类只是具有潜在的致癌性"。当人体每天每千克体重摄入 2.6 ～ 16 微克的丙烯酰胺时，就有引发癌症的风险。一杯 160 毫升的黑咖啡，平均的丙烯酰胺含量为 0.45 微克。由此可见，普通人每天喝几杯咖啡，远不足以达到致癌的剂量。

穿带钢圈的文胸易致癌

认为钢圈文胸致癌是因为其会压迫乳房中的淋巴结，使毒素不易排出，日积月累引发癌变。广州市妇女儿童医疗中心乳腺外科主任马宏民表示：文胸的钢圈是起承托乳房的作用，不会压到腋窝，更不会压迫淋巴排毒系统。穿松紧度适宜的文胸，白天穿戴晚上取下，就不会影响乳房的健康。

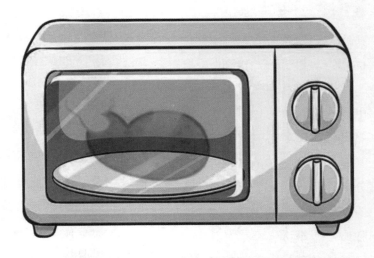

吃微波炉加热的食物会致癌是谣言

肿瘤标志物检查

肿瘤标志物又称为肿瘤标记物，是肿瘤细胞所分泌的一种蛋白质，进入血液后可通过验血的方式将其检出。体检中通过抽血查肿瘤标志物以进行初步筛查，观察其数值并判断是否有患肿瘤的可能性。其含量甚微，常采用灵敏的化学发光免疫分析法 (CLIA)、放射免疫分析法 (RIA)、酶联免疫吸附分析法 (ELISA) 等方法进行测定。

肿瘤标志物的检测对肿瘤的鉴别诊断、辅助诊断、疗效观察、病情监测以及预后的评价都具有较高的价值。但通过初筛发现肿瘤标志物升高，不一定都提示有恶性肿瘤，可以做进一步检查明确。

甲胎蛋白 (AFP 或 a-FP)

【参考值】

血清 AFP<25 μg/L(CLIA 法、RIA 法、ELISA 法) 对癌症诊断的意义：原发性肝细胞癌患者血清中 AFP 明显升高，阳性率为

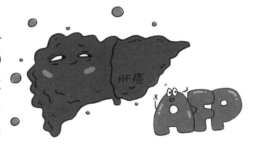

67.8% ~ 74.4%，约有一半的患者 AFP>300 μg/L，但也有 18% 的肝癌患者 AFP 不升高。其他消化系统肿瘤如胰腺癌、胃癌、胆管细胞癌、结肠癌，AFP 也会增高，而肝转移癌，AFP 很少增高。AFP 增高者应进行 AFP 异质体检测（亲和电泳免疫印迹法），以区别是否为原发性肝癌。原发性肝癌血清中小扁豆凝集素（LCA）结合型 AFP ≥ 25%。

小贴士

肝硬化、病毒性肝炎患者 AFP 也会增高，但其水平一般 <300 μg/L。

癌胚抗原 (CEA)

【参考值】

血清 CEA<5μg/L(CLIA 法、RIA 法、ELISA 法) 对癌症诊断的意义：消化系统肿瘤如胃癌、胰腺癌、胆管癌、结肠癌、直肠癌，CEA 会明显增高，此外肝癌、肾癌、肺癌、卵巢癌、乳腺癌等 CEA 也可见增高，肺癌时胸水中 CEA 水平通常高于血清。

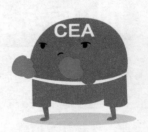

小贴士

胃肠道息肉、胰腺炎、肝脏病、肠道憩室炎、结肠炎及肺气肿、支气管哮喘等慢性支气管疾病 CEA 也会增高。

前列腺特异性抗原 (PSA)

【参考值】

血清总 PSA(t-PSA)<4.0μg/L、血清游离 PSA(f-PSA)<0.8μg/L、f-PSA/t-PSA 比值 >0.25（RIA 法、ELISA 法) 对癌症诊断的意义：前列腺癌 t-PSA 可明显增高，阳性率在 50% ～ 80%。t-PSA 的血清浓度和阳性率会随病情的发展而升高。前列腺癌术后 t-PSA 会逐渐降至正常，如果术后 t-PSA 持续不降或再次升高，应考虑肿瘤复发或转移。约有 5% 的前列腺癌患者，t-PSA 水平可在正常范围，但前列腺酸性磷酸酶 (PAP) 升高。因此二者同时测定，可提高前列腺癌的阳性检出率。

小贴士

前列腺肥大、前列腺炎、良性前列腺瘤、肾脏和泌尿生殖系统疾病，t-PSA 和 f-PSA 会轻度增高，一般在 4.01 ～ 10.0μg/L。

组织多肽抗原（TPA）

【参考值】

血清 TPA<80 U(RIA 法、ELISA 法) 对癌症诊断的意义：TPA 是肿瘤细胞分泌的一种多肽，主要见于乳腺癌、卵巢癌、膀胱癌和消化道恶性肿瘤，尤其对膀胱转移细胞癌的诊断敏感性高。TPA 的水平与肿瘤细胞的增殖分化有关，若 TPA 水平降至正常，表明肿瘤治疗有效，TPA 是监测肿瘤是否复发的较好指标。

鳞状细胞癌抗原（SCC）

【参考值】

血清 SCC<1.5μg/L(RIA 法、ELISA 法) 对癌症诊断的意义：SCC 是最早用于诊断鳞癌的肿瘤标志物，鼻咽癌、头颈部癌、子宫颈癌、肺癌时，血清中 SCC 会升高，其浓度会随病情的加重而增高。肺鳞癌阳性率为 39%～78%，食管癌阳性率为 30%～39%，头颈部癌阳性率为 34%～78%，宫颈癌的阳性率较高，为 45%～83%。临床上鳞状细胞癌抗原常用于监测这些肿瘤的治疗效果、复发和转移。

小贴士

银屑病、肝炎、肝硬化、肺炎、结核、肾衰竭等患者也可见血清 SCC 水平升高。

糖链抗原 72-4（CA72-4）

【参考值】

血清 CA72-4<4U/mL(CLIA 法、RIA 法、ELISA 法) 对癌症诊断的意义：CA72-4 是监测胃癌的首选肿瘤标志物，灵敏度高于癌胚抗原 (CEA) 和 CA19-9，如果三者联合检测效果更好。卵巢癌时 CA72-4 水平也会明显升高，且有助于监测病情。胰腺癌、非小细胞型肺癌和结肠癌也可见 CA72-4 水平增高。

糖链抗原 15-3 (CA15-3)

【参考值】

血清 CA15-3<25 U/mL(CLIA 法、RIA 法、ELISA 法) 对癌症诊断的意义：其增高多见于乳腺癌，但早期敏感性低，一般 <54%，转移性乳腺癌阳性率高达 80%，因此常用于乳癌疗效观察及预后估计。与癌胚抗原 (CEA) 联合检测，能提高乳腺癌检出的灵敏度。其他恶性肿瘤，如转移性支气管癌、胰腺癌、肝癌、胆管癌、卵巢癌、肺癌和结肠癌时，其水平也会增高。

糖链抗原 125 (CA 125)

【参考值】

血清 CA125<35 U/mL(CLIA 法、RIA 法、ELISA 法) 对癌症诊断的意义：CA125 是卵巢癌肿瘤标志物，其增高有诊断价值，但早期阳性率较低，一般 <60%。手术或化疗有效者 CA125 水平很快会下降，若有复发，CA125 水平升高会早于临床症状出现之前，因此其常用于卵巢癌的疗效观察和预后估计。其他癌症，如胃癌、胰腺癌、胆道癌、肺癌、乳腺癌、宫颈癌、输卵管癌、子宫内膜癌、结肠癌、直肠癌等，也会有一定的阳性反应。

小贴士

胰腺炎、肝硬化、胆囊炎、子宫内膜异位症、部分良性卵巢瘤和子宫肌瘤，CA125 水平也会增高。

糖链抗原 19-9(CA19-9)

【参考值】

血清 CA19-9<37U/mL(CLIA 法、RIA 法、ELISA 法) 对癌症诊断的意义：胆囊癌、胆管壶腹癌、胰腺癌时，血清 CA19-9 水平可明显升高。特别是诊断胰腺癌，其敏感性为 70% ～ 95%，特异性为 72% ～ 90%。胃癌、肝癌、结肠癌、直肠癌等患者也可见血清 CA19-9 水平增高。

小贴士

消化系统炎症如急性胰腺炎、急性肝炎、肝硬化、胆汁淤积性胆管炎、结石等也可见 CA19-9 水平增高。

α-L- 岩藻糖苷酶 (AFU)

【参考值】

血清 AFU 活性测定对癌症诊断的意义：原发性肝癌患者血清中 AFU 活性明显增高，甲胎蛋白（AFP) 阴性的肝癌患者也可见 AFU 升高，因此二者联合检测可起到较好的互补作用，能显著提高原发性肝癌的诊断阳性率。乳腺癌、肺癌、结肠癌等也有一些病例 AFU 升高。

慢性肝炎、肝硬化患者中一些病例 AFU 水平升高，可随病情好转而下降，因此动态监测有助于与肝癌相区别。

降钙素 (CT)

【参考值】

血清 CT<100 ng/L 对癌症诊断的意义：甲状腺髓样癌患者血清降钙素会明显升高，并且由于降钙素的半减期较短，其可作为观察临床疗效的标志物。部分胃肠道癌、乳腺癌、肺癌以及嗜铬细胞瘤患者可因高血钙或产生异位分泌而使血清降钙素升高。另外，肝硬化和肝癌患者也偶见血清降钙素增高。

前列腺酸性磷酸酶（PAP）

【参考值】

血清 PAP<4U/L(RIA 法、ELISA 法) 对癌症诊断的意义：前列腺癌时可见血清 PAP 浓度升高，尤其是在前列腺癌 3 期、4 期时。PAP 测定诊断前列腺癌的特异性比前列腺特异性抗原 (PSA) 要高，但敏感性不如 PSA。因此，为提高前列腺癌诊断的阳性率常将二者联合检测。

小贴士

尿潴留、良性前列腺疾病（如前列腺炎、前列腺肥大等）及前列腺肛门指诊后 1 ～ 2 天内血清 PAP 水平会轻度升高。

神经元特异性烯醇化酶（NSE）

【参考值】

血清 NSE<15μg/L（ELISA 法）对癌症诊断的意义：小细胞肺癌患者 NSE 水平明显高于肺鳞癌、肺腺癌、大细胞肺癌等非小细胞肺癌，NSE 常用于鉴别诊断和监测小细胞肺癌的治疗效果。嗜铬细胞瘤、黑色素瘤、神经母细胞瘤、胰岛细胞瘤等患者血清 NSE 水平也会增高。

控 制好体重可预防多种癌症

2014年8月，世界顶级医学杂志之一《柳叶刀》刊登了一项研究成果，在对数百万人进行平均7.5年的随访以及生活状况数据分析之后发现：当体重指数（BMI）在正常值基础上每增加5时，患子宫癌风险会增加62%，患胆囊癌风险增加31%，患肾癌风险增加25%，患宫颈癌风险增加10%，患甲状腺癌和白血病风险约增加9%。同时，BMI与肝癌、肠癌、卵巢癌和绝经后乳腺癌密切相关。

世界癌症研究基金会组织全世界肿瘤研究的权威专家在《食物、营养、身体活动和癌症的预防》中，针对普通人群给出了维持健康体重的建议：到21岁时使体重处于正常BMI的低值（即18.5），21岁起维持在正常范围（即18.5 ～ 23.9），在整个成年期避免腰围超出正常范围，避免腹型肥胖，对于已经超重的人应该从专业人员那里寻求建议。

BMI 的计算方法

国际上常用的衡量人体胖瘦程度以及判断是否健康的一个重要标准就是BMI。BMI简单易测量，不受性别影响，反映的是全身性超重和肥胖。

计算公式为：

$$BMI = \frac{体重\,(kg)}{身高\,^2(m^2)}$$

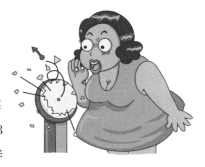

我国成人BMI的判定标准：$18.5 \leqslant$ BMI < 24 为正常体重范围，$24 \leqslant$ BMI < 28 定义为超重，BMI $\geqslant 28$ 定义为肥胖。肥胖又根据超过标准体重的程度进一步分为轻度肥胖、中度肥胖和重度肥胖。

轻度肥胖：BMI 28 ～ 30

中度肥胖：BMI 30 ～ 40

重度肥胖：BMI ≥ 40

但 BMI 计算法并不适用于所有人，某些特殊人群比如怀孕或哺乳期女性，水肿患者，肌肉发达的运动员，正在做重量训练的健身爱好者，久坐不动的老人和未满 18 周岁的青少年儿童，BMI 就不能准确反映出他们超重和肥胖的程度了，不过可以借助其他方法来综合判断是否超重或肥胖。

腰围多少才健康

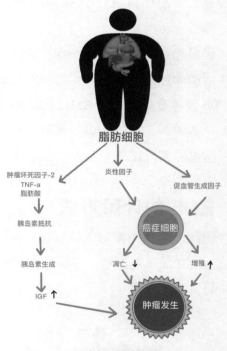

与身体其他部位相比，腹部肥胖更容易增加心血管疾病的发病率。换个通俗易懂的说法就是，腰围越大，腹腔内堆累的脂肪就越多，以后得心脏病的概率也就越大。国人健康腰围的正常值：男性不超过 85 厘米，女性不超过 80 厘米。

中国的肥胖标准：男性腰围超过 85 厘米，女性腰围超过 80 厘米。如果你的腰围超过这个标准，可一定要注意啦，这代表高血压、糖尿病、血脂异常、冠心病等相关疾病危险因素聚集。

肥胖与癌症的关系

一般情况下 40 岁以上人群，女性腰围大于 85 厘米，男性腰围大于 95 厘米是心脏病的高危人群。女性腰围大于 90 厘米，男性腰围大于 100 厘米是心脏病的极高危人群。可见，肥胖不仅会增加患癌症的风险，也是一些慢性疾病的诱因。

各癌种高危人群一览表

癌症类型	高危人群
食管癌	食管癌高发地区人群 一级亲属中有人患食管癌 患有食管癌前病变或疾病 存在其他食管癌高危因素（喜吃烫食、过量饮酒、吸烟、进食过快等） 患过头颈部肿瘤
胃癌	胃癌高发地区人群 一级亲属中有人患胃癌 幽门螺杆菌感染者 患有胃溃疡、胃息肉、慢性萎缩性胃炎、肥厚性胃炎、恶性贫血等，或做过胃切除手术 存在其他胃癌高危因素（高盐、腌制饮食，吸烟，过量饮酒等）
肝癌	有肝癌家族史 患有肝硬化 慢性肝炎（乙肝、丙肝）病毒携带者
肺癌	有肺癌家族史或得过恶性肿瘤 有职业暴露史（接触石棉、氡、铀、铍等致癌物） 有弥漫性肺纤维化病或慢性阻塞性肺疾病 长期接触二手烟 每天吸两包烟超过 10 年，或者每天吸一包烟超过 20 年
乳腺癌	有乳腺癌 / 卵巢癌家族史 既往有乳腺导管、小叶不典型增生、小叶原位癌 遗传乳腺癌风险基因，比如 BRCA1/2 30 岁前接受过胸部放疗
前列腺癌	PSA 基线水平高（ > 1μg/L ） 有前列腺癌家族史
结直肠癌	既往有腺瘤性息肉或结直肠癌史 有结直肠癌家族史 患有相关遗传性综合征，包括林奇综合征、家族性腺瘤性息肉病等 有炎症性肠病（比如克罗恩病、溃疡性结肠炎） 存在其他结直肠癌高危因素（肥胖、缺乏运动、吸烟、喝酒、经常吃腌制加工食物等）

不同年龄段的癌症筛查建议

年龄（岁）	女性建议筛查	男性建议筛查
20～29	乳腺癌（高危人群） 肺癌（高危人群） 宫颈癌（若有性生活） 结直肠癌（高危人群，一级亲属患癌年龄减 10 年开始）	肺癌（高危人群） 结直肠癌（高危人群，一级亲属患癌年龄减 10 年开始）
30～39	肝癌（高危人群 35 岁开始） 肺癌（高危人群） 乳腺癌（高危人群） 宫颈癌（若有性生活） 结直肠癌（高危人群，一级亲属患癌年龄减 10 年开始）	肝癌（高危人群 35 岁开始） 肺癌（高危人群） 结直肠癌（高危人群，一级亲属患癌年龄减 10 年开始）
40～49	食管癌（高危人群） 胃癌（高危人群） 肝癌（高危人群） 肺癌（高危人群） 乳腺癌 宫颈癌（若有性生活） 结直肠癌（高危人群，一级亲属患癌年龄减 10 年开始，非高危人群 45 岁开始）	食管癌（高危人群） 胃癌（高危人群） 肝癌（高危人群） 肺癌（高危人群） 结直肠癌（高危人群，一级亲属患癌年龄减 10 年开始，非高危人群 45 岁开始） 前列腺癌（高危人群 45 岁开始）
50 及以上	食管癌（高危人群） 胃癌（高危人群） 肝癌（高危人群） 肺癌（高危人群） 乳腺癌 宫颈癌（若有性生活） 结直肠癌	食管癌（高危人群） 胃癌（高危人群） 肝癌（高危人群） 肺癌（高危人群） 结直肠癌 前列腺癌（高危人群）

各癌种推荐筛查方法

癌症类型	重点筛查方法
食管癌	胃镜
胃癌	幽门螺杆菌检测、胃镜、血清标记物检测
肝癌	肝脏 B 超、血清 AFP 检测
肺癌	低剂量螺旋 CT
结直肠癌	肠镜
乳腺癌	B 超、乳腺钼靶
宫颈癌	宫颈细胞学检查、HPV 检测
前列腺癌	血清 PSA 检测

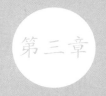

第三章

25种超强防癌食物，
让抗癌力加倍

　　"癌"字中有三个"口"，可见饮食和癌症的关系有多密切。许多国家在对多种食物进行深入的研究与探索后，逐步揭示了食物的防癌抗癌奥秘，证明许多食物存在防癌抗癌物质。比如，洋葱中的槲皮素可降低致癌物的活性，阻断致癌物的形成；番茄中的番茄红素能抑制亚硝胺的致癌作用；海洋鱼类所含的 ω–3 脂肪酸对癌细胞有抑制作用，有助于延长癌症患者的存活时间……

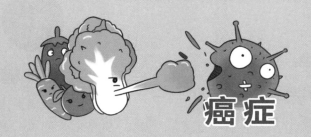

癌症

糙米

防止细胞氧化、癌变

抗癌关键点

　　糙米含有较多的抗癌物质，如植酸、酚、硒、维生素 E 等。植酸的抗癌作用是通过与铁或铅的结合而使细胞免受氧化，进而对癌细胞具有抑制作用。糙米含有的酚、硒等成分能防止细胞发生氧化从而抑制癌变，其中硒与具有相同抗氧化作用的维生素 E 共同作用，其效果会成倍增加，糙米中就含有丰富的维生素 E，所以抗癌效果更明显。

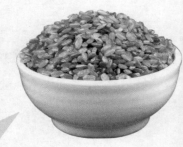

防癌抗癌这样吃

　　糙米因为富含膳食纤维，所以消化起来较为困难，另外，糙米含有的植酸较多，如果摄入过多可与钙、铁、锌等元素结合从而降低这些矿物质的吸收。身体健康的成年人每天控制在 50 克到 150 克就行，7 岁以上的孩子每天吃 30 克为宜。

对抗癌症类型

前列腺癌

直肠癌

结肠癌

营养
搭配

食用禁忌

　　消化功能不太好的老人，腹泻和患有肠炎的人最好不要吃糙米。

大米 + 糙米

　　大米搭配糙米是典型的粗细搭配，可避免长期单一摄入细粮容易导致的营养失衡和消化功能减弱。大米（细粮）与糙米（粗粮）的比例以 3:1 为宜。

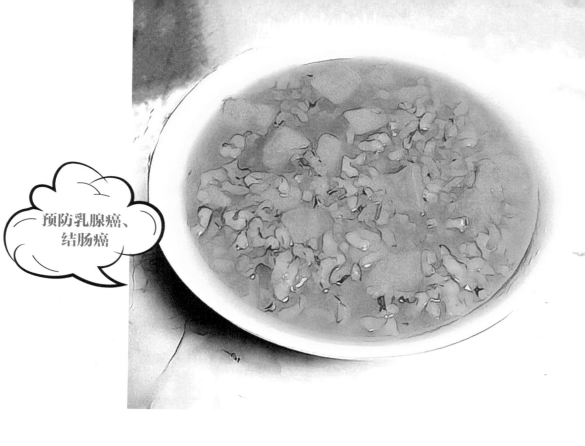

预防乳腺癌、
结肠癌

糙米红薯粥

材　料

糙米·····························40 克　　　红薯·····························100 克

大米·····························30 克

做　法

❶ 糙米淘洗干净，用清水浸泡 2～3 小时；大米淘洗干净；红薯去皮，洗净，切块。

❷ 将糙米、大米、红薯块放入煮锅中，加入适量清水，大火烧开后转小火煮至米粒和红薯块熟软即可。

圆白菜

抑制黄曲霉毒素 B_1 的致突变作用

抗癌关键点

经动物实验证明，圆白菜所含的"吲哚"类化合物及芳香异硫氰酸盐是癌细胞的天然抑制剂，可减少胃肠癌、肺癌的发病率，具有抗癌作用。圆白菜含有较多的微量元素钼，它能抑制人体对亚硝胺的吸收，并可阻断其合成，具有明显的防癌作用。中国医学科学院肿瘤研究所在进行蔬菜、水果抑制突变作用的研究中发现，圆白菜具有抑制黄曲霉毒素 B_1 的致突变（致癌）作用，也证实了圆白菜的防癌、抗癌功效。

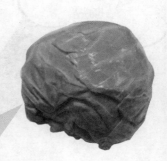

防癌抗癌这样吃

圆白菜不宜过度烹调，确保最大限度地保持其所含有的营养素，不使其营养价值降低；烹调圆白菜时加些醋调味，能较好地保存圆白菜中的维生素 C。

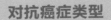

对抗癌症类型

胃癌、肝癌

肺癌、肠癌

膀胱癌

食用禁忌

① 皮肤瘙痒性疾病、眼部充血者不宜食用。

② 脾胃虚寒、泄泻以及小儿脾弱者不宜多食。

营养搭配

圆白菜 + 海米

二者搭配同食，既补充了蛋白质，又可防止便秘。

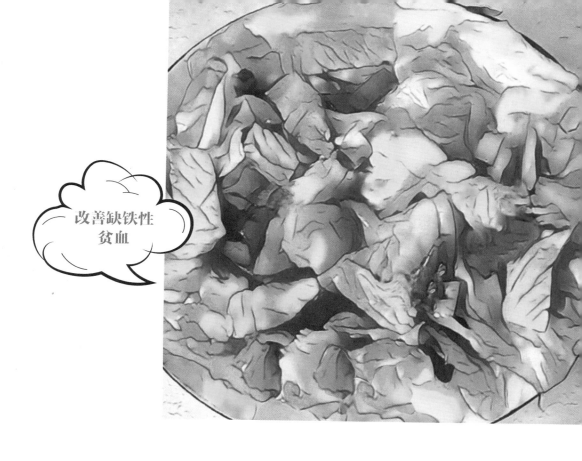

圆白菜炒肉片

材料

圆白菜····················250 克　　植物油、酱油···············各少许

猪瘦肉····················100 克　　盐·······················2 克

白糖、葱、姜···············各适量

做 法

❶ 圆白菜洗净，去蒂切成块；将葱、姜分别洗净，切成丝；猪瘦肉洗净，切成薄片。

❷ 炒锅置火上，倒油烧至六成热，炒香葱丝、姜丝，放入肉片煸炒至变色，调入酱油、白糖、盐，再下入圆白菜炒熟即可。

大白菜

分解与乳腺癌相关的雌激素

抗癌关键点

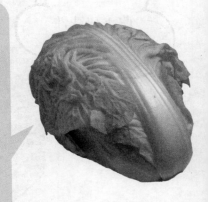

大白菜含有微量元素硒及微量元素钼，这两种物质对癌细胞有很强的抑制作用，可以防止亚硝胺的合成，因而具有不错的防癌作用。大白菜富含膳食纤维，可促进肠壁蠕动，帮助消化，避免大便干燥，保持大便畅通，预防各种肠癌。大白菜含有活性成分吲哚 –3– 甲醇，实验证实，这种物质能帮助体内分解与乳腺癌发生相关的雌激素，这是常吃大白菜的亚洲女性少患乳腺癌的原因之一。

防癌抗癌这样吃

放置时间较长或腐烂的大白菜会产生较多的致癌物亚硝酸盐。所以，大白菜买回来后应尽快食用，防止腐烂，腐烂的大白菜不能吃，要扔掉。

对抗癌症类型

- 肠癌
- 乳腺癌

⚠ 食用禁忌

① 大白菜性偏寒凉，胃寒腹痛、大便溏泻者应少吃。

② 用大白菜腌渍的酸菜由于含盐量较高，烹调时最好不放或者少放盐，避免摄入过量的盐，清洗酸菜时也要注意去除盐分。

营养搭配

大白菜 + 冬瓜

两者一起吃可温润且清理肠道，而且减肥效果非常好。

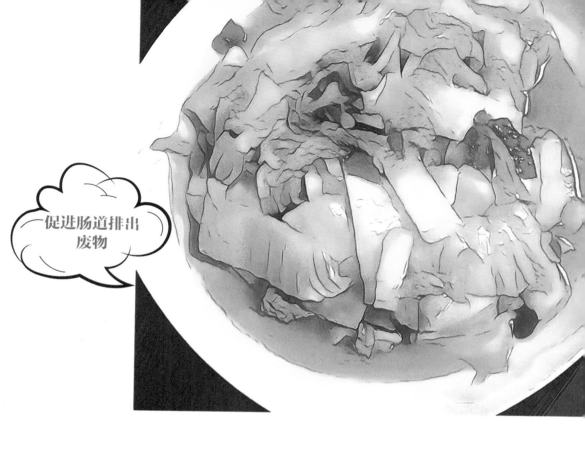

促进肠道排出废物

醋熘大白菜

材料

大白菜帮·····················250 克

干辣椒·····················2 个

葱花、白糖、醋、水淀粉······各适量

酱油、植物油·····················各少许

盐·····························适量

做 法

❶ 大白菜帮择洗干净，削成薄片；干辣椒剪成斜段。

❷ 炒锅置火上，倒油烧至五成热，炒香干辣椒，放入葱花略炒，下入大白菜帮翻炒均匀，加酱油、白糖、醋、盐调味，翻炒至大白菜出汤，淋入少许水淀粉勾薄芡即可。

胡萝卜

有助于吸烟人群预防肺癌

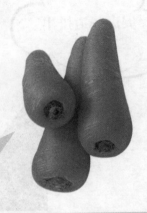

抗癌关键点

胡萝卜富含的叶酸有抗癌作用。胡萝卜中的木质素可以提高机体抗癌免疫力。意大利医学专家调查结果表明，吸烟人群中不吃胡萝卜的与每周吃1次以上胡萝卜的相比，前者发生肺癌的危险是后者的2.9倍。近些年经国内外专家研究证实，胡萝卜中含的胡萝卜素可以抑制自由基生长，防止癌细胞形成。胡萝卜所含有的萜类化合物对致癌物质具有解毒作用，并有抑制癌遗传因子的功能，从而抑制癌的发生。

对抗癌症类型

- 胃癌
- 肝癌
- 肺癌

防癌抗癌这样吃

胡萝卜最好连皮吃，不然胡萝卜中的防癌抗癌的营养精华——胡萝卜素就被浪费掉了。

营养搭配

胡萝卜 + 肉

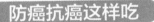

食用禁忌

生吃胡萝卜不利于胡萝卜素的吸收，更不建议榨汁，这样会浪费有益健康的膳食纤维。

胡萝卜富含胡萝卜素，胡萝卜素是一种脂溶性维生素，肉中的脂肪可促进胡萝卜素的吸收。另外，肉中的脂肪还能刺激胆汁分泌乳化脂肪，从而促进胡萝卜素的吸收。

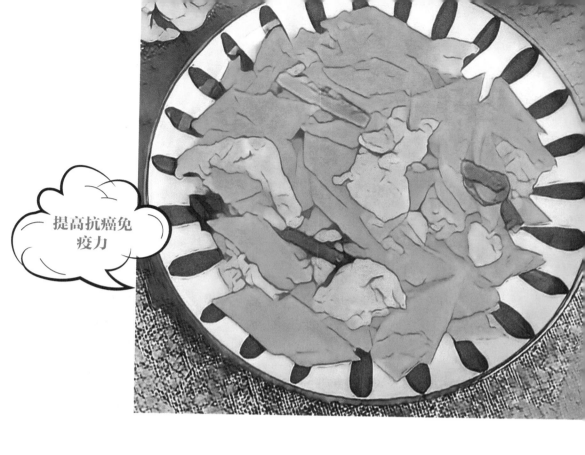

提高抗癌免
疫力

胡萝卜炒鸡蛋

材料

胡萝卜·····················200 克   植物油·····················少许

鸡蛋·····················2 个   盐·····················2 克

葱花·····················适量

做　法

❶ 胡萝卜洗净，切片；鸡蛋磕入碗中，打散。

❷ 炒锅置火上，倒油烧至五六成热，淋入蛋液炒熟，盛出。

❸ 炒锅中留底油，炒香葱花，放入胡萝卜片翻炒至熟，倒入炒好的鸡蛋，加
盐调味即可。

南瓜

防止亚硝酸盐转变为致癌物质亚硝胺

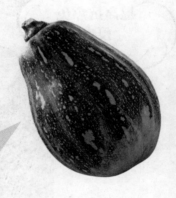

抗癌关键点

　　南瓜富含的胡萝卜素被人体吸收后在肝脏可转化为维生素 A，可以降低机体对致癌物质的敏感程度，稳定上皮细胞，防止癌变，预防肺癌、膀胱癌等。南瓜中的维生素 C 能防止亚硝酸盐在消化道里面转变为致癌物质亚硝胺，进而预防食管癌、胃癌。南瓜含有的甘露醇有通大便之功，能防止粪便毒素堆积危害人体健康，预防结肠癌的发生。

防癌抗癌这样吃

　　1. 南瓜宜选瓜肉呈橙红、橙黄色的，瓜肉颜色越偏橙，其防癌抗癌营养素——胡萝卜素的含量越高。

　　2. 南瓜皮中同样富含胡萝卜素，还富含多种维生素，去皮时不要削得太厚。

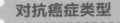

对抗癌症类型

食管癌、胃癌

肺癌、膀胱癌

结肠癌

食用禁忌

　　① 南瓜性温，吃多了会导致体内湿热加重，还容易上火，建议体质湿热、患有感染性皮肤病的人群食用南瓜应适量，不宜多吃。

　　② 老南瓜含糖量较高，血糖偏高者要慎食。

营养搭配

南瓜 + 虾皮

　　二者搭配在一起食用，有强体、护肝、补肾的功效。

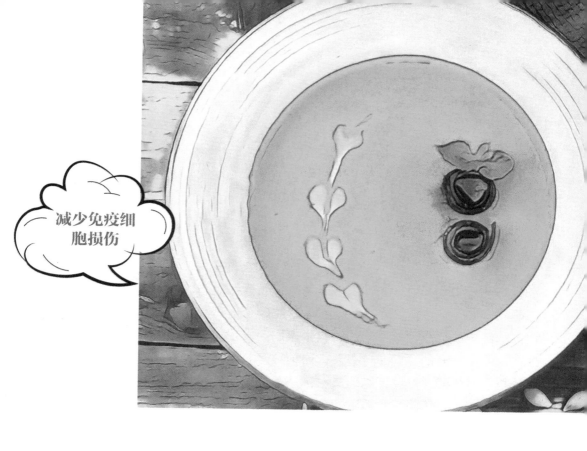

减少免疫细胞损伤

奶香南瓜汤

材料

南瓜·····················200 克   糯米粉·····················10 克
牛奶·····················100 毫升

做　法

① 南瓜去皮和籽，洗净，切小块，蒸熟；糯米粉加适量水调稀。

② 将蒸熟的南瓜放入搅拌机中，倒入 200 毫升清水，搅打成南瓜糊。

③ 汤锅置火上，倒入南瓜糊烧开，分少量多次地淋入糯米粉水烧至汤汁黏稠，

离火，晾至温热，淋入牛奶搅拌均匀即可。

西蓝花

降低雌激素水平，预防乳腺癌

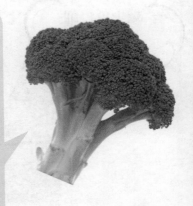

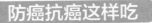
抗癌关键点

　　西蓝花是防癌、抗癌的保健佳品，所含的多种维生素、膳食纤维、胡萝卜素、微量元素都对防癌、抗癌有益，其中所富含的维生素 C 可提高人体细胞的免疫功能。国外的科学家研究发现：西蓝花中含有的"索弗拉芬"，这种具有非常强的抗癌活性酶，可使细胞形成对抗外来致癌物侵蚀的膜，可对预防多种癌症起到积极的作用。国外研究还发现，西蓝花中含有多种衍生物，能降低雌激素水平，预防乳腺癌的发生。西蓝花已被各国营养学家列入抗癌食谱。

防癌抗癌这样吃

　　西蓝花更适合焯水后凉拌食用，可以避免高温加热中的营养损失。但需要注意的是，焯烫西蓝花的时间不宜太长，3～5 分钟即可，这样才不会损失其防癌抗癌的营养成分。

对抗癌症类型

胃癌、肺癌

膀胱癌、乳腺癌

前列腺癌

营养
搭配

食用禁忌

　　患有甲状腺结节的人，如果吃西蓝花等十字花科蔬菜的同时又喝酒，可能会导致甲状腺肿大。

西蓝花 + 香菇

西蓝花与香菇搭配食用，营养价值更高，且有利肠胃、降血脂等功效。

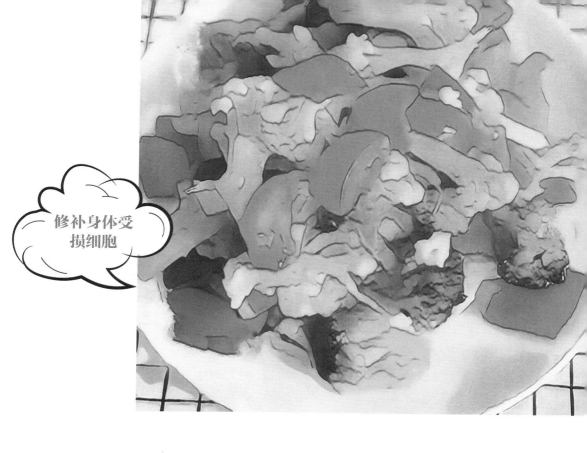

修补身体受
损细胞

番茄双花

材 料

番茄·····························1 个　　盐·····························2 克

菜花、西蓝花···············各 100 克　　植物油·························少许

葱花···························适量

做　法

❶ 将菜花、西蓝花择洗干净，掰成小朵，焯水，过凉；番茄洗净，去蒂，切块。

❷ 炒锅置火上，倒油烧至六成热，炒香葱花，放入番茄略炒，下入焯好的菜
　花和西蓝花翻炒均匀，加盐调味即可。

洋葱

降低致癌物毒性

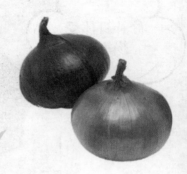

抗癌关键点

　　洋葱富含硒元素和槲皮素。硒元素是一种抗氧化剂，可以刺激人体免疫反应，进而抑制癌细胞的分裂、生长，还能降低致癌物毒性。槲皮素能抑制致癌细胞活性及癌细胞生长。经常吃洋葱的人比不吃者患胃癌的概率低 25%。2006 年，一项涉及意大利、瑞士等国家上万名参与者的研究数据表明，食用洋葱的频率与口腔癌、食管癌、喉癌、卵巢癌、前列腺癌、肾细胞癌发生风险成反比关系。

防癌抗癌这样吃

　　生吃洋葱不会破坏其中的防癌抗癌成分，生吃洋葱最好选紫皮的。洋葱切成片，每天吃饭时，就着饭吃上几片，这样就不感觉辣了。

食用禁忌

　　① 洋葱味辛辣，容易耗气伤津、燥火生湿，所以痰湿火旺的人不宜过量食用。
　　② 吃洋葱的时候不宜烹调得太烂，稍微带点辛辣味抗癌效果更佳。

对抗癌症类型

- 口腔癌、喉癌
- 食管癌、胃癌
- 卵巢癌
- 前列腺癌
- 肾细胞癌等

营养搭配

洋葱 + 大蒜

　　洋葱和大蒜搭配同食能降低胆固醇、降低血压、降低心脏病的发病率。

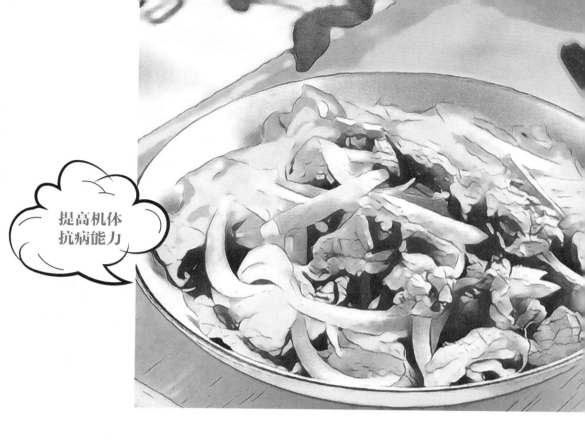

提高机体
抗病能力

洋葱炒羊肉片

材料

洋葱	1个	香菜末	适量
羊肉片	100克	植物油	少许
姜	1小块	盐	2克

做法

❶ 洋葱撕去外膜，去蒂，洗净，切片；姜洗净，切成姜末。

❷ 炒锅置火上，倒油烧至六成热，炒香姜末，下入羊肉片滑熟，盛出。

❸ 炒锅留底油烧热，放入洋葱翻炒至熟，倒入羊肉片，加盐和香菜末调味即可。

番茄

防止细胞发生氧化，抑制癌变

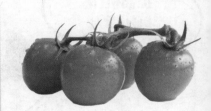

抗癌关键点

番茄含有的番茄红素能阻断细胞被亚硝酸盐、芳香烃等致癌物诱变，有效防止细胞癌变的发生。番茄富含的维生素 C 和 β‐胡萝卜素有较强的抗氧化作用，可防止细胞发生氧化抑制癌变。在经常食用番茄的意大利，患口腔癌、食管癌、胃癌、大肠癌的人群比例较低，比其他国家低 60% 之多。另外，哈佛大学的研究也发现，经常食用番茄的实验组与不吃番茄的对照组相比，前列腺癌的发生率较低。

对抗癌症类型

- 口腔癌
- 食管癌
- 胃癌
- 大肠癌
- 前列腺癌

防癌抗癌这样吃

番茄带皮生吃，可获得其中丰富的维生素 C；番茄用植物油炒一下或与肉搭配烹调，可摄入更多的番茄红素。

营养搭配

鸡蛋 + 番茄

鸡蛋富含蛋白质和多种维生素，其含有的多种维生素中只缺少维生素 C，而番茄富含维生素 C，正好弥补了鸡蛋缺少维生素 C 的缺陷，能起到营养互补的作用。

⚠ 食用禁忌

空腹时最好不吃番茄，因为空腹时胃酸分泌量增多，再吃味道较酸的番茄，胃部容易出现不适感。

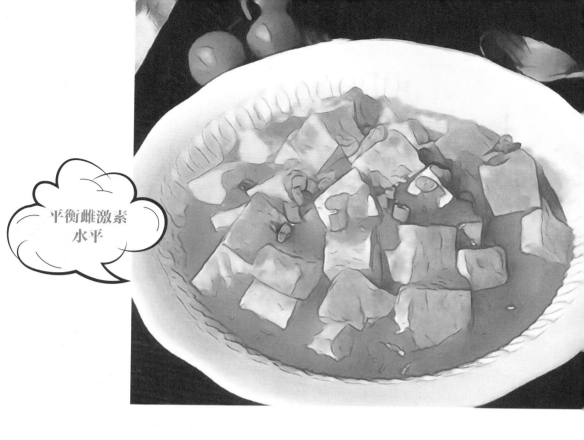

平衡雌激素水平

番茄烧豆腐

材料

番茄……………………2个
豆腐……………………半块
姜末、葱花、白糖、水淀粉…各适量

盐………………………2克
植物油…………………少许

做　法

❶ 番茄洗净，去蒂，切块；豆腐洗净，切块。

❷ 炒锅置火上，倒油烧至六成热，炒香姜末，放入番茄和豆腐翻炒至番茄出汤，加盐和白糖调味，加水淀粉勾薄芡，撒上葱花即可。

芦笋

抑制癌细胞生长，防止癌细胞扩散

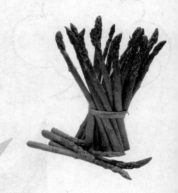

抗癌关键点

芦笋含有的微量元素硒已被认为具有一定的防癌作用，可有效预防胃癌。一定浓度的芦笋原汁可对小鼠肺腺癌、人鼻咽癌、人宫颈癌和人食管癌的癌细胞有明显的杀伤作用，芦笋对小鼠肺腺癌实体瘤有抑制生长作用。从芦笋中分离出的一些皂苷化合物对白血病–388细胞有明显的活性抑制作用。芦笋具有防止癌细胞扩散的功能，对膀胱癌、肺癌、皮肤癌均有特殊疗效。芦笋含有的天门冬酰胺是一种能"使细胞生长正常化"的物质，能有效抑制癌细胞生长，尤其对急性淋巴细胞型白血病患者白细胞的脱氢酶有一定的抑制作用。

对抗癌症类型

- 皮肤癌
- 白血病
- 鼻咽癌
- 食管癌、胃癌
- 宫颈癌、膀胱癌

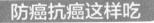

防癌抗癌这样吃

芦笋适合鲜食，可凉拌、炒、炖、煮，不宜放置过久，以免抗癌防癌的营养素流失。

食用禁忌

① 由于芦笋属于寒凉的食物，脾胃虚寒者不宜吃芦笋。

② 芦笋含有一些嘌呤，痛风患者应少吃或不吃。

③ 腹胀、腹痛、泄泻者慎食芦笋。

营养搭配

芦笋 + 香菇

芦笋与香菇搭配食用，具有滋补健身、养胃抗癌的功效。

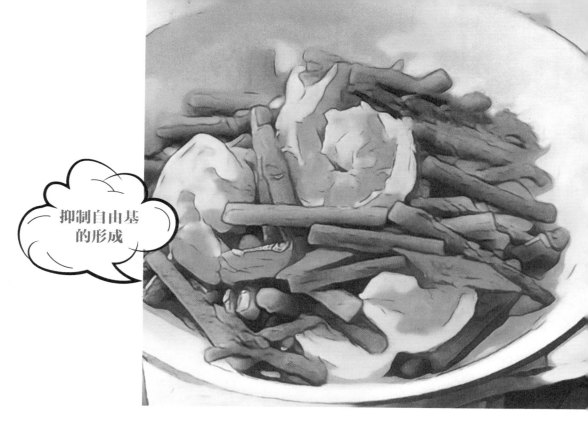

抑制自由基的形成

芦笋拌虾仁

材 料

芦笋·····················250 克

鲜虾·····················150 克

蒜末·····················适量

盐·····················1 克

鲜味酱油、花椒油·········各少许

做 法

❶ 芦笋去掉根部比较老的部分，洗净，切段，焯熟；鲜虾去头和虾壳，挑去虾线，洗净，煮熟。

❷ 取盘，放入芦笋段和虾肉，加蒜末、盐、鲜味酱油、花椒油拌匀即可。

香菇

激活免疫系统，提高抗癌力

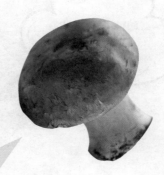

抗癌关键点

营养学家从香菇中分离出一种高纯度、高分子结构的具有较强抗肿瘤作用的有机物——香菇多糖，动物实验证明，香菇多糖抑制肿瘤的作用与其能提高机体的细胞免疫和体液免疫功能有关。香菇对癌细胞有强烈的抑制作用，对小鼠肉瘤细胞 S180 的抑制率高达 97.5%，对艾氏腹水癌的抑制率高达 80%。香菇含有的 β–葡萄糖苷酶可增强机体的抗癌作用，对白血病、食管癌、胃癌、肝癌、肺癌、肠癌等都有预防作用。

对抗癌症类型

- **白血病**
- **食管癌、胃癌**
- **肝癌、肺癌**
- **肠癌**

防癌抗癌这样吃

干香菇烹调前最好先用 80℃的热水泡发，有助于激活其中的防癌抗癌成分。另外，泡发干香菇的时间不宜过久，以 20 ～ 40 分钟为佳，不然会使香菇的香味和防癌抗癌物质有所流失。

营养搭配

⚠ 食用禁忌

与其他蘑菇相比，香菇中的嘌呤含量较高，痛风患者应适量食用，不宜多吃。

香菇 + 油菜

香菇含有一种特有的香味物质——香菇精，与油菜搭配烹调，不仅能掩盖油菜的苦涩味，还能给菜肴增香提鲜。

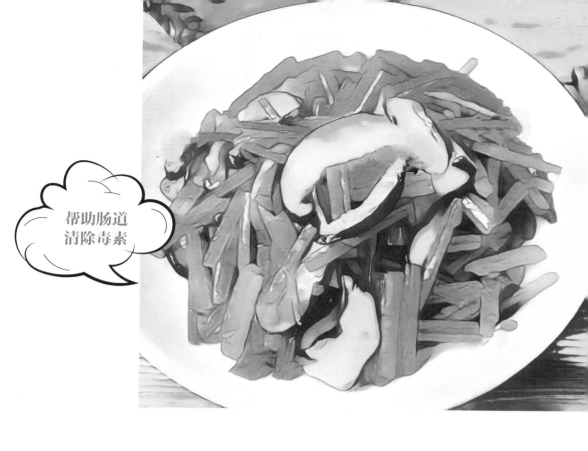

帮助肠道
清除毒素

香菇芹菜

材料

芹菜	400 克	葱花、水淀粉	各适量
香菇	50 克	盐	2 克
胡萝卜	150 克	酱油、植物油	各少许

做 法

❶ 芹菜择洗干净，焯水，切段；香菇去蒂，洗净，焯水；胡萝卜洗净，切丝。

❷ 炒锅置火上，倒油烧至六成热，炒香葱花，倒入芹菜、香菇、胡萝卜同炒，稍后，加入酱油、盐调味，用水淀粉勾薄芡即可。

猴头菇

抑制癌细胞的生长、繁殖

抗癌关键点

猴头菇含有的多糖体及多肽类成分，能有效抑制癌细胞的生长、繁殖，实验证明，对小鼠肉瘤细胞 S180 有抑制作用，体外对艾氏腹水癌细胞有抑制作用，能抑制癌细胞脱氧核糖核酸的合成，阻止胸腺嘧啶、脱氧核糖核苷和尿嘧啶核苷酸的渗入，还能提高淋巴细胞转化率，提升白细胞的防御功能，增强人体的免疫功能，对防癌抗癌有益。猴头菇可以抑制癌细胞中的遗传物质合成，进而预防消化道癌症和其他恶性肿瘤。猴头菇有扶正固本的功能。现代医学研究发现，癌症手术后及化疗病人，多吃些猴头菇可增强免疫力。

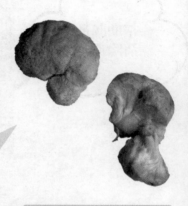

对抗癌症类型

- 皮肤癌
- 食管癌、胃癌
- 直肠癌
- 结肠癌、乳腺癌

防癌抗癌这样吃

猴头菇经过泡发、清洗、烹调处理至软烂如豆腐时，其营养才能完全析出，更容易被人体吸收。

营养搭配

猴头菇 + 鸡肉

二者搭配食用，具有利五脏、安心神、助消化的功能，尤其适合消化不良、神经衰弱及病后体虚者食用。

⚠ 食用禁忌

猴头菇富含膳食纤维，腹泻的人暂不宜食用，以免增加排便次数。

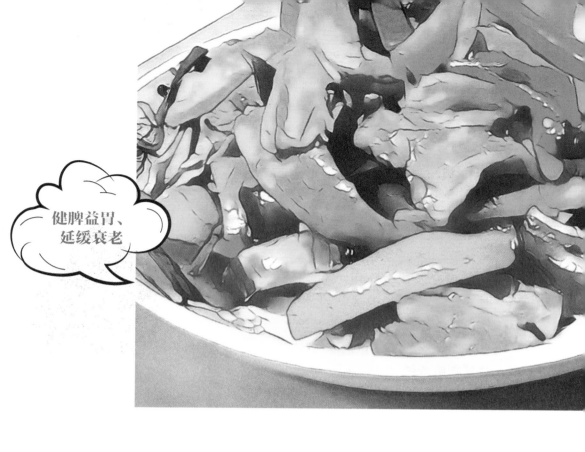

健脾益胃、
延缓衰老

猴头菇炒猪肚

材 料

干猴头菇·······················50 克
熟猪肚·······················150 克
胡萝卜、莴笋·················各 50 克

姜末···························适量
盐·····························2 克
植物油·························少许

做 法

❶ 干猴头菇用清水泡发，洗净，焯水，切片；熟猪肚切片；胡萝卜洗净，切片；
莴笋择洗干净，切片。

❷ 炒锅置火上，倒油烧至六成热，炒香姜末，放入胡萝卜片、莴笋片，中火
翻炒 2 分钟，下入猴头菇和肚片略炒，加盐调味即可。

黑木耳

抗细胞突变，防癌抗癌

抗癌关键点

黑木耳含木耳多糖，现已证实，木耳多糖有抗细胞突变及抗癌作用，可提高人体的免疫力，起到预防癌症的效果。动物实验表明，木耳多糖能抑制小鼠肉瘤细胞 S180，抑制率是 40% ～ 50%，对艾氏腹水癌的抑制率高达 80%。黑木耳富含膳食纤维和植物胶原，可以促进胃肠蠕动，促进肠道脂肪排泄，进而防止肥胖和便秘；胃肠蠕动加强的过程中能促进有毒物质被及时清除、排出，更能预防直肠癌和其他消化系统癌症。

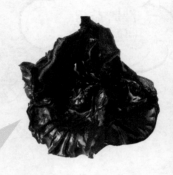

防癌抗癌这样吃

黑木耳的泡发时间不宜超过 2 小时，以减少抗癌有效成分的流失。另外，凉拌的烹调方法最能保存其抗癌物质木耳多糖。

对抗癌症类型

食管癌、胃癌

肝癌、直肠癌

结肠癌

⚠

食用禁忌

① 黑木耳有活血的作用，有出血倾向的人不宜食用黑木耳。

② 黑木耳有抗凝血作用，一旦发生脑出血要慎用，尤其是在脑出血发病后的 3 个月里更要注意，即使脑出血康复后，也不能多吃。

营养搭配

黑木耳 + 芹菜

二者搭配同食，具有润燥祛风、平肝降压的作用，对高血压病、习惯性便秘、冠心病均能起到一定的调理作用。

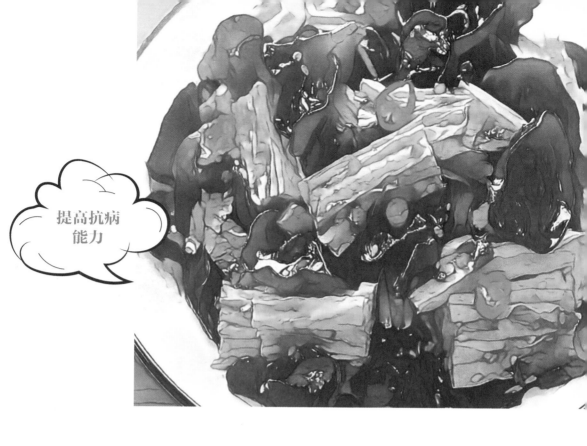

提高抗病
能力

凉拌腐竹木耳

材 料

腐竹·····························80 克

水发黑木耳······················50 克

小米辣··························1 个

蒜末、香菜末····················各适量

盐····························1 克

鲜味酱油、花椒油···············各少许

做 法

❶ 腐竹用清水泡发，洗净，焯水，切段；黑木耳去蒂，洗净，焯水，撕成小朵；
小米辣洗净，去蒂，切碎。

❷ 取盘，放入焯好的腐竹和黑木耳，加蒜末、盐、鲜味酱油、香菜末、小米辣、
花椒油拌匀即可。

海带

延缓衰老，防癌抗癌

抗癌关键点

历代医家均喜用海带治疗"噎膈，瘿瘤结核，瘿坚如石者"之类的病症，所谓的"噎膈"，包括了食管癌、贲门癌及胃癌等临床病症。我国广西肿瘤研究所对海带进行抗诱变研究表明，海带有抑制细胞突变的作用，提示海带具有一定的防癌作用。海带中的海藻酸钠能将致癌性物质锶和镉排出体外。海带中丰富的硒元素能清除人体自由基，进而延缓衰老，防癌抗癌。海带含有的藻酸双酯钠能通过激活巨噬细胞产生细胞毒素，抑制肿瘤细胞增殖，进而抑制肿瘤细胞的生长。

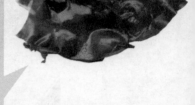

对抗癌症类型

甲状腺癌

乳腺癌

肺癌

防癌抗癌这样吃

水发海带吃不完要冷冻保存，干海带吃不完应冷藏保存，否则其营养价值会降低，不利于防癌抗癌。

营养搭配

豆腐 + 海带

豆腐中的皂角苷可促进碘的排泄，容易引起碘缺乏，常吃豆腐的人应该适当增加碘的摄入。而海带富含碘，将海带与豆腐搭配在一起食用，是比较合理的营养搭配。

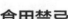

食用禁忌

① 患有甲亢的人不要吃海带，因为海带富含碘，会加重其病情。

② 海带性寒，脾胃虚寒者应忌食。

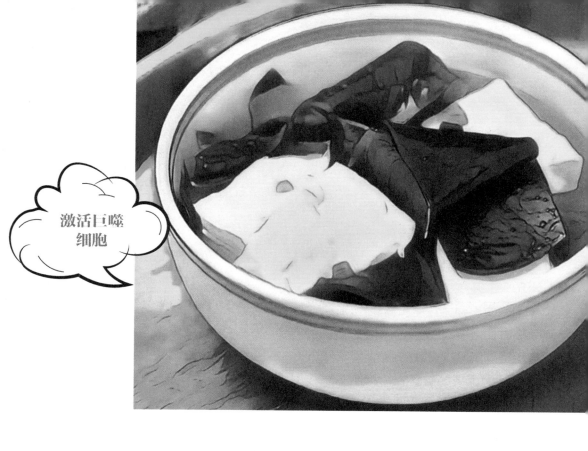

激活巨噬
细胞

海带豆腐汤

材 料

干海带……………………20 克

豆腐………………………100 克

海米………………………10 克

葱花………………………适量

盐…………………………2 克

香油………………………少许

做 法

❶ 干海带用清水泡发，洗净，切菱形片；豆腐洗净，切块；海米洗净。

❷ 锅置火上，倒入适量清水，放入海带、豆腐和海米大火烧开，转小火煮 10
分钟，加盐调味，淋上香油，撒上葱花即可。

大蒜

抑制癌细胞生长，加强免疫细胞活性

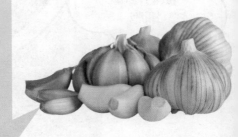

抗癌关键点

大蒜含有的大蒜素能激活体内多种免疫细胞，激活抗癌免疫物质的生物活性，加强对癌细胞的识别、吞噬和清除作用；大蒜素还能从多方面阻断致癌物质亚硝胺的合成，保护机体免受亚硝胺这类致癌物的危害。

大蒜中的硫化物能抑制 60% 以上的皮肤癌发生。每周食用 1 次以上大蒜的人患大肠癌的风险只有不食大蒜者的一半。另外，长期食用大蒜能减少胃癌的发病率。

防癌抗癌这样吃

将大蒜切成片，暴露在空气中 15 分钟左右，在氧气的作用下才能产生大蒜素，这样生吃能更好地吸收大蒜中的抗癌物质大蒜素。

对抗癌症类型

食管癌

胃癌

大肠癌

皮肤癌

食用禁忌

① 大蒜有较强的刺激性，阴虚火旺者及胃溃疡患者不宜食用。

② 空腹最好不吃大蒜，否则容易使胃黏膜受损。

营养
搭配

大蒜 + 洋葱

两者都能杀菌、抗癌，帮助人体增强免疫力，将两者搭配同食，可称得上是抗癌佳品。

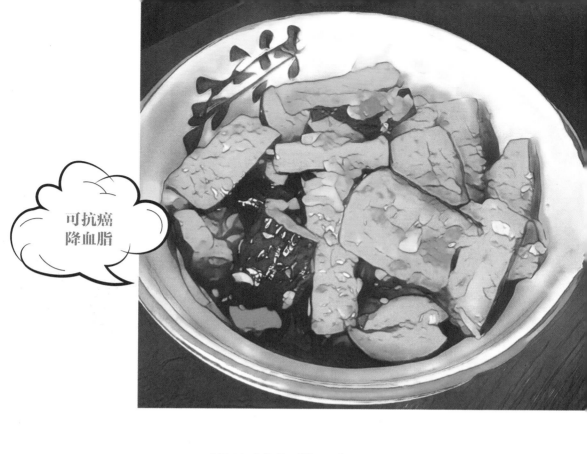

可抗癌
降血脂

蒜泥拌黄瓜

材 料

黄瓜……………………2根　　　鲜味酱油、辣椒油……………各少许

大蒜……………………1头　　　盐………………………………1克

做 法

❶ 黄瓜洗净，去蒂，用刀面拍裂，切小段；大蒜去皮，洗净，剁成蒜泥。

❷ 取小碗，加入蒜泥、鲜味酱油、盐、辣椒油，制成调味汁。

❸ 取盘，放入切好的黄瓜，淋上调味汁拌匀即可。

蓝莓

阻断致癌物合成，抗癌活性高

抗癌关键点

蓝莓含有丰富的抗癌活性颇高的鞣花酸。鞣花酸能抑制癌细胞增殖，诱导癌细胞凋亡，阻断致癌物质结合 DNA，从而发挥抗癌作用；鞣花酸对致癌化合物多环芳烃、亚硝胺、黄曲霉毒素、芳香胺均有较好的抑制作用；鞣花酸可防止食管细胞基因受到破坏，预防食管癌的发生。蓝莓含有强抗氧化剂物质，如类黄酮、花青素、维生素 C 等，可清除自由基，阻断体内致癌物的合成，提高机体抵抗癌细胞的能力。

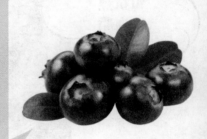

防癌抗癌这样吃

尽量吃鲜蓝莓，洗净后直接生吃或榨汁后饮用。因为鲜蓝莓的果实比较娇嫩，清洗蓝莓时应最大限度地保存蓝莓鲜果果皮上的那层白色果粉，因为果粉、果皮内含丰富的花青素等防癌抗癌物质。

对抗癌症类型

- 皮肤癌、喉癌
- 食管癌、鼻咽癌
- 扁桃体癌
- 肺癌、肠癌

营养搭配

蓝莓 + 菠菜

二者搭配同食有助于减轻锻炼后的肌肉酸痛，将二者做成奶昔更可以抗炎。

食用禁忌

患有糖尿病的朋友不宜食用蓝莓，蓝莓虽然味道不是非常甜，但实际上其含糖量还是比较高的。

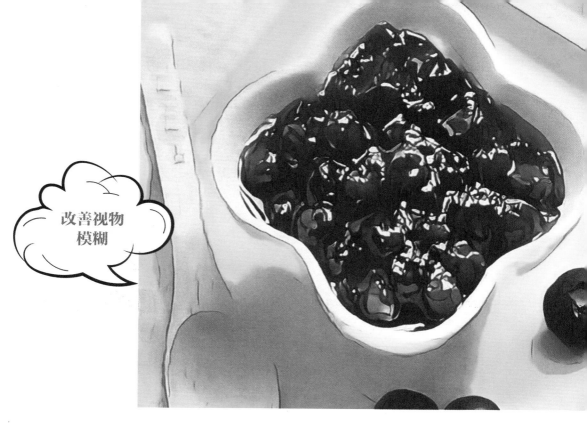

改善视物
模糊

自制蓝莓果酱

材料

蓝莓·····························400 克　　麦芽糖·····························100 克

柠檬·····························1 个

做　法

① 柠檬洗净后对半切开，挤汁备用。

② 蓝莓洗净，对半切开，与柠檬汁一起放进锅内加少量清水煮开，改小火熬
制 5 分钟，加入麦芽糖，并继续熬煮且不停地搅拌，煮至果酱呈浓稠状即可。

苹果

抗氧化，降低癌症发病率

抗癌关键点

波兰科学家发表的一项研究结果表明，每天吃 1 个苹果，可以将结肠癌的患病率降低 65%。研究人员认为，苹果之所以可以降低患肠癌的风险，可能是因为苹果的类黄酮含量较高，能起到抗氧化的作用，可以阻止有害分子或自由基对人体组织造成损伤，进而抑制癌症的发生、癌细胞增殖。此外，常吃苹果还能改善呼吸系统和肺功能，降低肺癌的发病率。

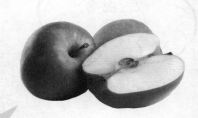

防癌抗癌这样吃

苹果最好连皮吃。苹果皮中含有很多的生物活性物质，如酚类物质、黄酮类物质等，这些活性物质具有较强的抗氧化性，对防癌抗癌有益。当然，苹果连皮吃我们最担心的就是表皮残留的农药及污物，如果不能保证苹果的"有机"，吃苹果前最好洗净、削皮。

对抗癌症类型

肺癌

肠癌

⚠ 食用禁忌

局部腐烂的苹果最好不吃。因为苹果腐烂部位易滋生霉菌，而这些霉菌容易产生一种名为展青霉素的真菌毒素，具有动物致癌性。

营养搭配

苹果 + 芹菜

二者一起榨汁饮用，具有平肝降压，软化血管的作用，对高血压、动脉硬化有益。

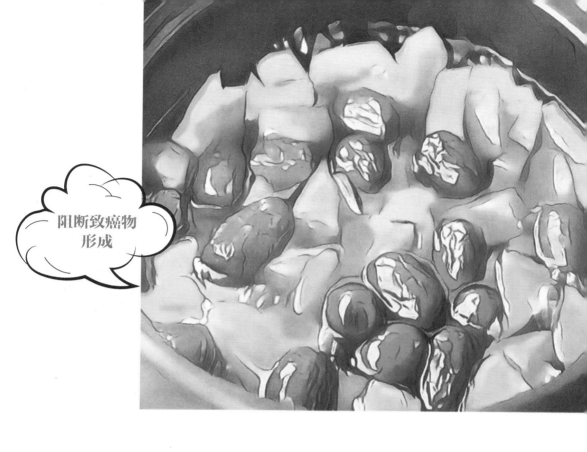

阻断致癌物
形成

苹果红枣汤

材料

苹果······2个　　冰糖······少许

红枣······4枚

做　法

① 苹果洗净，去蒂，除核，切块；红枣洗净。

② 汤锅置火上，放入苹果、红枣，加适量清水大火烧开，转小火煮30分钟，加冰糖煮至化开即可。

猕猴桃

阻断致癌物形成

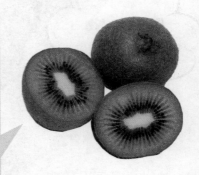

抗癌关键点

　　猕猴桃汁可阻断亚硝胺的合成，有预防胃癌的作用。猕猴桃果汁中含有丰富的半胱氨酸蛋白酶，可使食入的动物蛋白完全水解成易于消化吸收的物质，从而减轻消化道的负担，增强细胞的抗癌能力。猕猴桃富含维生素，大量的维生素 C 可促进干扰素的产生，并可升高环一磷酸腺苷和环二磷酸腺苷的水平，有利于平衡机体免疫功能，增强对癌症的抵抗力。

防癌抗癌这样吃

　　吃完烧烤后最好能吃一个猕猴桃。因为烧烤食物下肚后会在体内进行硝化反应，生成致癌物。猕猴桃富含的维生素 C 作为一种抗氧化剂，能够有效抑制这种硝化反应，可起到防癌的作用。

对抗癌症类型

- 食管癌
- 胃癌
- 乳腺癌
- 大肠癌

营养搭配

猕猴桃 + 酸奶

　　二者同食，可平衡肠内益生菌，促进肠道健康，有利于缓解便秘。

⚠ 食用禁忌

　　① 空腹最好不要食用猕猴桃，因为猕猴桃中的蛋白酶活性较强，容易刺激肠胃，饭后 1 小时再吃较为合适。

　　② 猕猴桃性寒，脾胃虚寒、大便稀软者不宜食用。

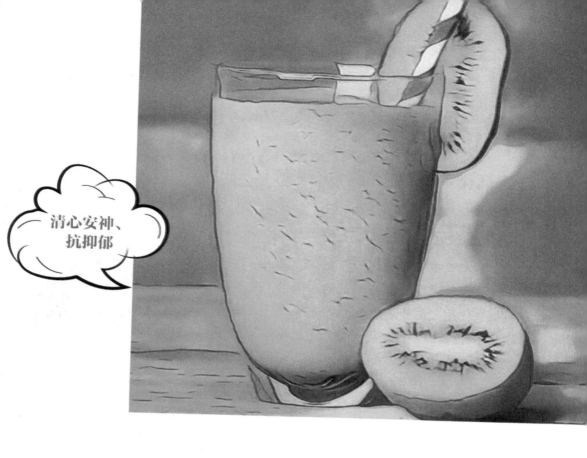

清心安神、
抗抑郁

猕猴桃豆奶昔

材 料

猕猴桃·······················3 个　　豆浆·······················200 毫升

香蕉·······················1 根　　酸奶·······················适量

做　法

① 猕猴桃洗净，去皮，切小丁；香蕉去皮，取果肉切小丁。

② 将猕猴桃丁、香蕉丁、豆浆倒入料理机中，加入酸奶搅拌均匀倒入杯中即可。

葡萄

抗氧化、抗自由基、抗突变

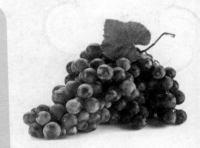

抗癌关键点

葡萄含有一种天然的抗氧化物质——白藜芦醇，白藜芦醇对癌变的起始、促进、进展都有抑制作用。白藜芦醇通过抑制 RNA 还原酶和 DNA 聚合酶的活性，阻断癌细胞的增殖，还有抗氧化、抗自由基、抗突变等辅助功效，而且可以抑制和癌变相关的酶的活性，进而发挥抗癌功效。葡萄籽中富含抗氧化物质花青素，其能清除体内自由基，减轻正常细胞的氧化性损伤，抑制癌细胞的转移及扩散。

对抗癌症类型

- 皮肤癌、白血病
- 胃癌、乳腺癌
- 卵巢癌
- 前列腺癌
- 结肠癌

防癌抗癌这样吃

1. 鲜葡萄宜连皮食用，因为白藜芦醇等抗癌成分主要集中在葡萄皮中。

2. 葡萄宜连籽食用，葡萄籽中的抗癌物质能更多地被身体吸收，可以用破壁料理机，将葡萄带籽榨汁后饮用。

食用禁忌

① 葡萄干的糖分较高，肥胖及患有糖尿病的人不宜多吃。

② 脾胃虚寒者应适量食用葡萄，一次食用太多容易引发腹泻。

营养搭配

葡萄 + 山药

葡萄与山药搭配同食，有养身、补虚、健脾的功效。

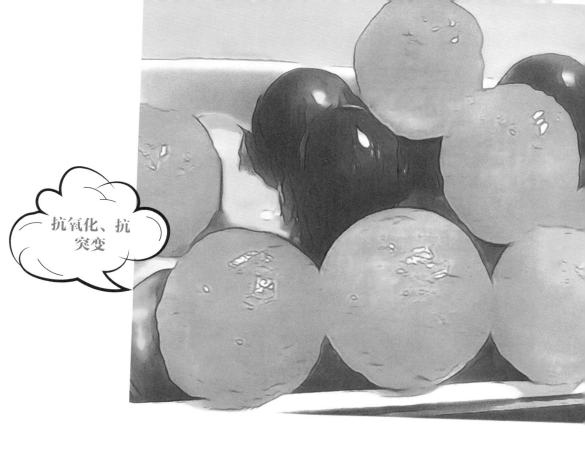

自制葡萄罐头

材料

葡萄·····················500 克　　冰糖·····················适量

做　法

❶ 葡萄粒逐个洗净，将葡萄皮撕一个小口挤出果肉。

❷ 砂锅中放入 500 毫升清水，水开后放入葡萄果肉、冰糖煮 2 分钟，撇去浮沫，离火，凉至温热，装入干净的罐中，送入冰箱冷藏，随吃随取。

橙子

抗炎症、抗肿瘤

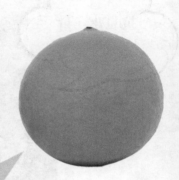

抗癌关键点

橙子含丰富的类黄酮物质、类胡萝卜素。其中，类黄酮有抗炎症、抗肿瘤的作用；类胡萝卜素的抗氧化作用非常强，可以有效防癌抗癌。

橙子含有的柠檬苦素能使致癌物质分解，抑制和阻断癌细胞的生长，阻止致癌物对细胞核内的损伤，保护基因的完好，达到防癌抗癌的作用。橙子富含的膳食纤维能促进肠胃蠕动，减少致癌物和肠壁的接触，有效预防胃肠癌。每天吃1个橙子，能将口腔癌、食道癌、胃癌的发生率减少一半。

防癌抗癌这样吃

可以榨成汁来喝，更有利于人体吸收橙子中的营养物质，对防癌抗癌有益。

对抗癌症类型

口腔癌

食管癌

胃癌、肠癌

营养搭配

食用禁忌

①橙子中含有丰富的果酸和维生素C，如果服用了含维生素K、磺胺类、补钾类药物，切忌吃橙子，会影响药效的发挥。

②橙子性温，吃多了容易上火，体质阴虚者应少吃，否则会出现口舌干燥、咽喉疼痛、便秘的上火症状。

橙子 + 核桃

橙子与核桃同食，橙子中的维生素C能促进人体吸收核桃中的铁，可起到预防贫血、增强体力的作用。

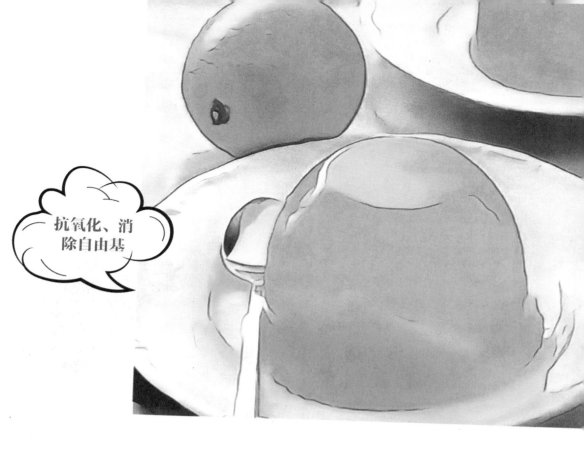

抗氧化、消除自由基

橙子果冻

材料

橙子……………………2个　　白糖……………………适量
吉利丁片…………………1片

做　法

❶ 吉利丁片用冷水泡软；橙子洗净，对半切开，用勺子取出果肉榨汁。

❷ 将榨好的橙汁倒入小锅中，加入白糖搅拌均匀，放入吉利丁片煮至融化，离火，晾至温热，倒入橙皮中，放入冰箱冷藏4小时以上，直至彻底凝固，取出切成小瓣食用即可。

海参

抑制癌细胞的生长和转移

抗癌关键点

海参富含的黏多糖具有黏性，能吸附致癌物质并将其排出体外，具有抑制癌细胞生长和转移的作用。海参的硒含量丰富，大量的研究证实，硒摄取量越低的人群，癌症的发病率越高。海参含钙较高，钙有防癌作用，钙能控制细胞异常增生，抑制结肠内促癌酶的活性，能降低结肠癌的发病率。海参还含有一种皂苷，能抑制癌细胞的生长和转移，可起到预防肝癌、肺癌、胃癌、鼻咽癌、淋巴癌、卵巢癌、乳腺癌的作用。

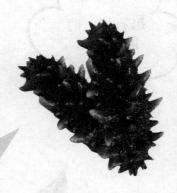

防癌抗癌这样吃

最好食用生长了三五年的海参。因为海参的平均寿命是 8～10 年，海参生长到第 3 年的时候才算成熟，5～6 年，其体内积累的营养物质和活性物质才开始达到峰值，营养价值更高。另外，蘸食或凉拌，是海参最营养的吃法。

对抗癌症类型

- 淋巴癌、鼻咽癌
- 胃癌、肝癌
- 肺癌、卵巢癌
- 乳腺癌、结肠癌

营养搭配

海参 + 黑木耳

二者搭配同食，可滋阴养血，润燥滑肠，适用于产妇血虚津亏、大便燥结。

食用禁忌

体表颜色发白的即食海参不要买，这通常是商家为了延长海参的保存时间，在发泡海参的水里添加火碱、福尔马林等化学物质造成的，食用这种海参会对人体健康产生危害。

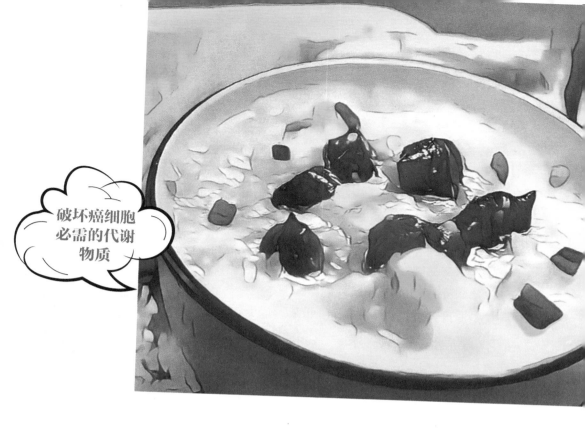

破坏癌细胞必需的代谢物质

海参三鲜粥

材 料

大米·······················80克
即食海参···················2个
鸡胸肉····················100克
虾·······················4只

姜末、葱花··················各适量
盐·······················2克
香油······················少许

做 法

❶ 大米淘洗干净；即食海参洗净；鸡胸肉去净筋膜，洗净，煮熟，撕成丝；虾去头和虾壳，挑去虾线，洗净，切丁。

❷ 大米放入砂锅中，加足量的清水大火烧开，转小火煮至米粒九成熟，下入姜末、海参、虾肉、鸡胸肉略煮，加盐调味，撒上葱花，淋上香油即可。

三文鱼

提升免疫细胞识别癌细胞的能力

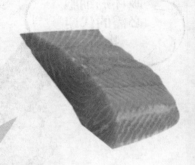

抗癌关键点

三文鱼含有虾红素，可清除自由基，能延缓衰老，预防癌症的发生。三文鱼富含的 ω-3 脂肪酸可以提升免疫细胞识别癌细胞的能力，预防细胞突变，降低患癌症的风险。三文鱼含有丰富的维生素 D，维生素 D 能降低皮肤癌的发生率。三文鱼含有强抗氧化作用的硒元素，能阻止致癌物质改变正常细胞内的 DNA，抑制癌细胞发育，刺激细胞内溶酶体活性，进而起到防癌抗癌的作用。最新的研究发现，每星期能至少吃一次三文鱼等深海鱼的人，与不吃三文鱼等深海鱼的人相比，患肾癌的可能性会小很多。

对抗癌症类型

- 皮肤癌、舌癌
- 乳腺癌、宫颈癌
- 膀胱癌
- 大肠癌、肾癌

防癌抗癌这样吃

三文鱼最好蒸着吃，清蒸烹调温度较低且用油少，能保护鱼肉中绝大部分防癌抗癌的营养成分不被破坏，还能保留鱼肉的鲜味。每周可进食两次，每次 3 ～ 4 两。

营养搭配

三文鱼 + 豆腐

豆腐富含钙，三文鱼富含促进钙吸收的维生素 D，两者搭配同食可提高钙的吸收率。

食用禁忌

三文鱼的嘌呤含量较高，患有痛风的人不能吃三文鱼，容易引起痛风的发作。

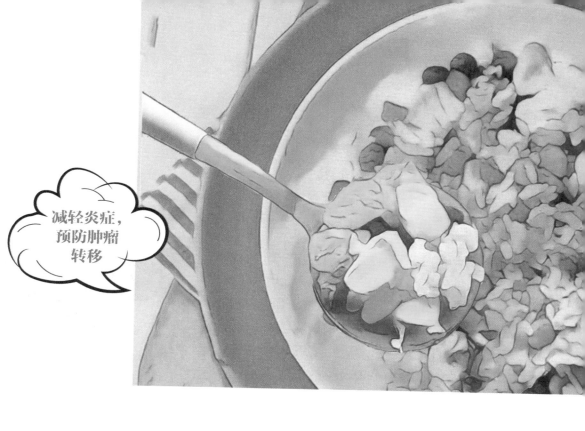

减轻炎症，
预防肿瘤
转移

三文鱼肉炒饭

材 料

隔夜蒸米饭·······················100 克

三文鱼肉·························50 克

鸡蛋·····························1 个

豌豆粒···························15 克

胡椒粉····························适量

植物油····························少许

盐······························2 克

做 法

❶ 三文鱼肉洗净，切丁；鸡蛋磕入碗中，打散；豌豆粒洗净。

❷ 炒锅置火上，倒油烧至六成热，分别将三文鱼肉、鸡蛋、豌豆粒炒熟，盛出备用。

❸ 米饭倒入炒锅中翻炒至米粒分明，加入炒熟的三文鱼肉、鸡蛋和豌豆粒，加盐和胡椒粉调味即可。

核桃

增强抵抗力，防癌抗癌

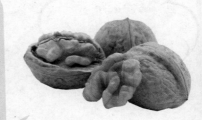

抗癌关键点

　　研究学者通过小鼠试验，证明了核桃有助于小鼠抵抗癌症，因此，核桃可以有效地防癌抗癌。核桃含有的亚麻酸、鞣花酸、类黄酮等抗癌成分，动物实验显示其能减缓前列腺癌的进展速度。西弗吉尼亚的马歇尔大学医学院的试验显示，试验鼠每天食用 2 盎司约 60 克的核桃，比不食用的老鼠，患乳腺癌和肿瘤的概率要小。此外，核桃对癌症患者出现的疼痛有很好的镇痛效果，还可以提升白细胞增强抵抗力。

防癌抗癌这样吃

　　想获得核桃防癌抗癌的健康效果，一定要吃没有经过油炸或过度烤制的、带皮的、没有加盐加糖的原味核桃。另外，吃核桃仁的时候不宜将外层的褐色皮剔除，因为核桃很大一部分的抗氧化成分都在这层"皮"里，将其同果仁一起吃下，能获得翻倍的营养。

⚠ 食用禁忌

　　中医认为，核桃火大，含油脂多，吃多了会令人上火和恶心，正在上火、腹泻的人不宜食用。

对抗癌症类型

- **乳腺癌**
- **前列腺癌**

营养搭配

核桃 + 山楂

　　二者搭配同食，具有消食积、补肺肾、润肠燥的功效。

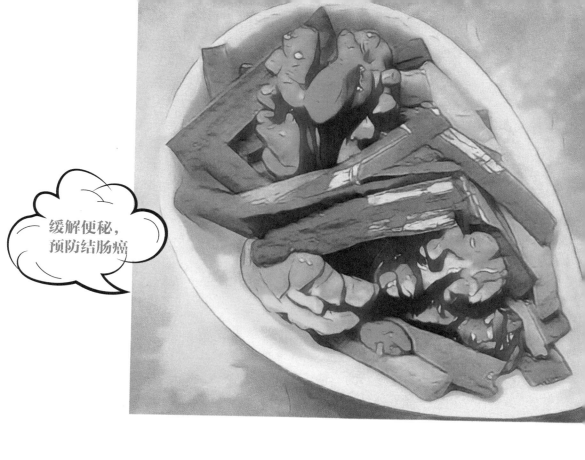

缓解便秘，
预防结肠癌

核桃仁炒韭菜

材 料

熟核桃仁	125克	五香粉	适量
韭菜	250克	盐	2克
枸杞子	3克	植物油	少许

做 法

❶ 核桃仁掰成小块；韭菜择洗干净，切段；枸杞子洗净浮尘。

❷ 炒锅置火上，倒油烧至六成热，放入韭菜段翻炒至断生，下入核桃仁和枸杞子略炒，加盐和五香粉调味即可。

牛奶

降低多种癌症的发病率

抗癌关键点

营养学家认为，牛奶中的酪蛋白经过消化酶的作用，可分解成免疫活性肽，这些活性肽能调节免疫系统功能，提高人体抵抗力，降低胃癌等多种癌症的发病率。将每天钙的摄取量由 600 毫克提高到 1500 毫克，能够降低大肠癌的发生率。摄取足量钙的女性得卵巢癌的概率要比少摄取钙的女性低 54%。

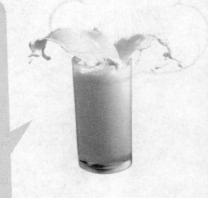

防癌抗癌这样吃

空腹时不宜喝牛奶，空腹时牛奶很快通过胃肠，留存时间很短，其营养成分往往来不及被吸收，就匆忙进入大肠，造成营养流失。喝牛奶时宜搭配吃些馒头、面包等谷类食物，能增加牛奶在胃中的留存时间，这样更有利于牛奶中营养物质的消化和吸收。

⚠ 食用禁忌

① 不能用牛奶来送服药物，因为牛奶中含有的钙会与药物发生反应，易在药物表面形成一层覆盖膜，降低药效。

② 牛奶不能当水喝，过量饮用牛奶会给肾脏等器官增加负担。

对抗癌症类型

- 胃癌
- 大肠癌
- 卵巢癌

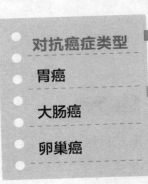

营养搭配

牛奶 + 豆浆

牛奶钙含量高，但铁含量低；豆浆铁含量高，但钙含量较牛奶偏低。牛奶搭配豆浆同食，营养上可取长补短。

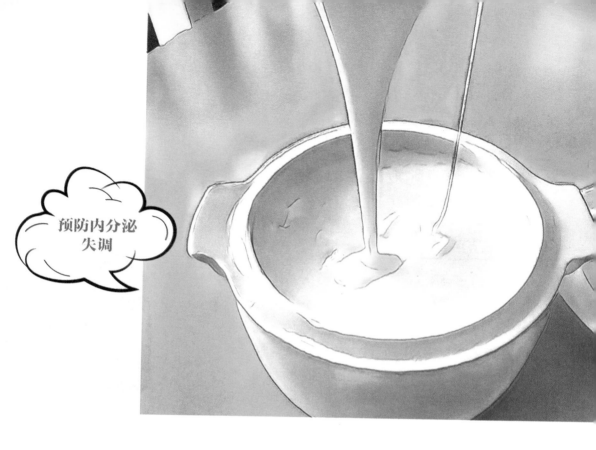

预防内分泌
失调

自制酸奶

材 料

纯牛奶·····················450 毫升　　原味酸牛奶·····················150 克

做　法

❶ 牛奶倒入锅中加热至温热不烫手，加酸奶搅拌均匀，装入玻璃保鲜盒中，
　盖严盒盖，放进电压力锅中。

❷ 在电压力锅中加入没过玻璃保鲜盒一半高度的温水，盖严锅盖，按保温键
　加热 5 分钟，拔掉电源，1 小时后接通电源再保温 2 分钟，拔掉电源后焖
　6 小时左右即可。

橄榄油

可使乳腺癌的发病率明显下降

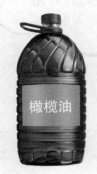

抗癌关键点

美国哈佛大学公共卫生学院协助希腊有关部门进行了一项研究，研究得出了令人振奋的结论，每天至少食用两次橄榄油的女性，乳腺癌的发病率明显下降，而患者的复发率则控制在20%～30%，这就是地中海沿岸国家食用橄榄油的女性乳腺癌发病率极低的原因所在。橄榄油在抗癌中发挥积极作用的原因是橄榄油中富含的角鲨烯、类黄酮、多酚及 ω-3 脂肪酸在起作用。

对抗癌症类型

乳腺癌

防癌抗癌这样吃

存放橄榄油时，为了避免营养被破坏，要选择深色玻璃瓶为最佳，并且要避光储存，这样保存的时间较长，而且营养不易被破坏。

食用禁忌

橄榄油虽好但也属于脂肪性食物，因此超重和肥胖的人，应适量食用橄榄油。

营养搭配

橄榄油 + 花生油

橄榄油中人体必需脂肪酸（亚油酸和亚麻酸）的含量，特别是亚麻酸的含量很低，维生素E也不多，可以搭配富含亚麻酸的花生油一起食用，可起到营养互补的作用。

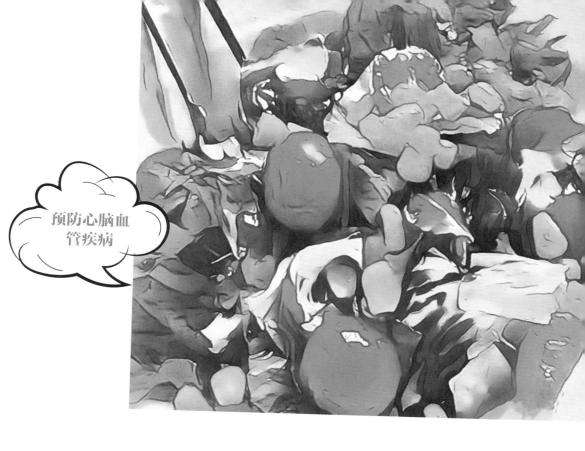

预防心脑血
管疾病

橄榄油什锦沙拉

材料

嫩玉米粒·····················30克
洋葱·····················20克
小番茄·····················6个

苦苣、紫色生菜、橄榄油、柠檬
汁·····················各适量
盐·····················少许

做 法

❶ 嫩玉米粒煮熟；洋葱切丝；小番茄洗净，对半切开；苦苣去蒂，洗净；紫
色生菜洗净，切丝。

❷ 取盘，放入玉米粒、洋葱丝、小番茄、苦苣、生菜丝，加橄榄油、柠檬汁、
盐拌匀即可。

绿茶

消除自由基，干扰癌细胞生成

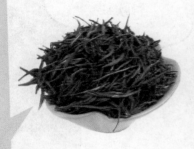

抗癌关键点

绿茶中的儿茶素是抗氧化成分，可以消除自由基，保护细胞膜，还可以活化体内的抗癌酶，干扰癌细胞生成。绿茶所含的茶多酚能阻断亚硝胺等多种致癌物质在体内合成，而且有提高机体免疫力的作用。研究表明，绿茶里面的茶多酚对胃癌、肠癌等均有预防作用。绿茶被人体消化之后，其所含的化合物茶多酚会被分解生成一种新的混合化合物，可以有效保护细胞免受毒素破坏，可延缓肿瘤细胞生长速度。

对抗癌症类型

食管癌、胃癌

肝癌、肺癌

肠癌

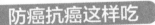

防癌抗癌这样吃

冲泡绿茶水温应适度。较为鲜嫩的绿茶，建议用80℃（指水烧开后再冷却）左右的水，不能用100℃的沸水冲泡，否则茶芽会被焖熟，泡出的茶汤黄浊，滋味较苦，维生素也被大量破坏。

营养
搭配

食用禁忌

绿茶含有咖啡因，能使心跳加快，以及兴奋大脑高级中枢神经，患有心脏病、高血压、糖尿病、甲亢者切忌饮用浓茶。

绿茶 + 水

冲泡绿茶标准的茶水比例是1∶50～60，即1克茶叶用水50～60毫升，这样冲泡出的绿茶浓淡适口。

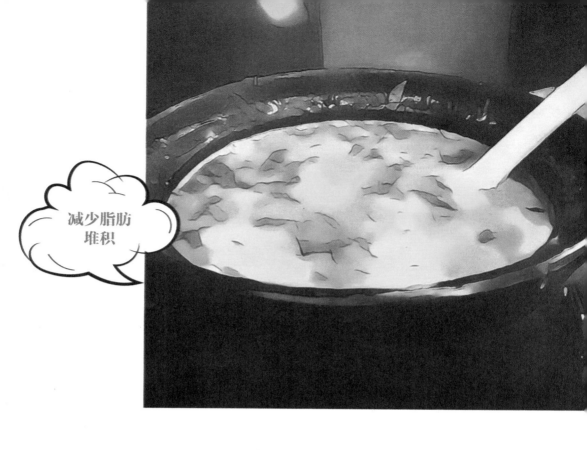

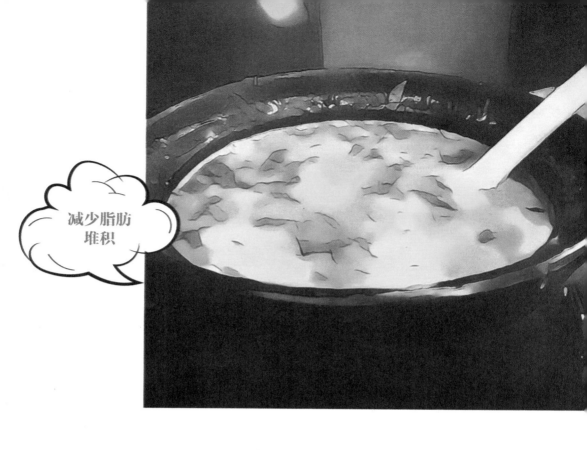

减少脂肪
堆积

绿茶粥

材 料

绿茶·····················10克　　冰糖·····················适量

大米·····················60克

做　法

❶ 绿茶装进纱布中，缝成茶叶包；大米淘洗干净。

❷ 砂锅内倒入适量温水置火上，放入茶叶包，大火烧开后转小火煮 15 分钟，取出茶叶包。

❸ 在锅中加入大米，再次煮开后转小火煮至米粒熟烂的稀粥，加冰糖煮至化开即可。

第四章

选对药食两用中药，
击垮癌细胞

中医自古就有"药食同源"的说法，很多中药既是药物也是食物，如金银花、枸杞子、菊花等，在日常生活中也经常被使用；再如黄芪、西洋参等，很多注重养生的人在日常饮食中也会经常用到。对于想防癌抗癌的人来说，适当选用一些药食两用的中药，可以达到辅助防癌抗癌的效果。

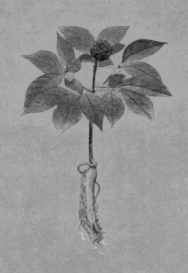

人参

抗肿瘤，显著减缓癌前病变

抗癌关键点

实验证明，人参含有的多种皂苷、人参挥发油、人参多糖等成分都有抗肿瘤之功。人参皂苷对小鼠肉瘤细胞 S180 有抑制作用，人参能显著减缓癌前病变、早期癌发展速度。人参多糖能抑制小鼠艾氏腹水癌细胞增殖，延长 S180 小鼠存活时间。人参皂苷 Rh2 可有效抑制黑色素瘤 (B76) 细胞的生长。

对抗癌症类型

各种肿瘤手术、放化疗所致正气亏虚。

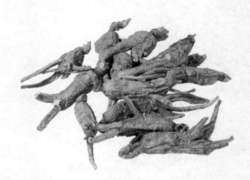

防癌抗癌这样吃

1. 研成粉末后用温开水送服，能补气益虚，增强身体抵抗力。

2. 可以取人参片与其他食材一起煮粥、煲汤食用，能有效发挥人参的防癌抗癌功效。

⚠ 食用禁忌

① 实证、热证而正气不虚者忌用人参。

② 服用人参时不宜喝茶、吃萝卜，以免影响药力。

③ 人参无论是煎服还是炖服，忌用五金炊具。

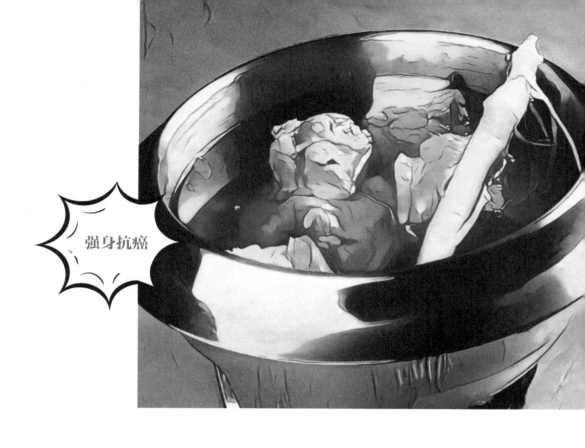

强身抗癌

人参羊肉汤

材 料

羊肉……………………250 克　　葱段、姜片………………各适量

人参……………………10 克　　　盐………………………………2 克

枸杞子…………………5 克

做　法

❶ 羊肉洗净，切块，焯水；人参和枸杞子用清水洗掉浮尘。

❷ 人参、葱段、姜片和焯好的羊肉一同放入砂锅中，加入没过锅中食材的清水，小火炖至羊肉软烂，放入枸杞子略煮，加盐调味即可。

灵芝

破坏癌细胞 DNA，抑制癌细胞增殖

抗癌关键点

灵芝含有的灵芝多糖能增强自然杀伤细胞和巨噬细胞等免疫细胞的活性，破坏癌细胞 DNA 合成，抑制癌细胞的增殖。并能提高 B 淋巴细胞的数量和活性，增强巨噬细胞的吞噬能力，增强杀伤性 T 细胞的细胞毒作用，杀死癌细胞。

1993 年有研究证实，灵芝与抗癌药联合应用时，除有增强抗癌药物疗效的作用外，还能拮抗抗癌药的免疫抑制作用，有助于减少抗癌化学药物的毒性反应。

对抗癌症类型

脑癌、食管癌

胃癌、乳腺癌

肺癌、直肠癌

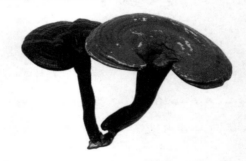

防癌抗癌这样吃

每天取 6 ～ 12 克灵芝洗净后切碎，放入杯中，用开水冲泡后代茶饮用，可连续冲泡 5 次左右，能增强机体免疫力，提高抗癌力。

食用禁忌

① 发热怕冷、鼻塞流涕者忌用。

② 实证者慎用。

③ 灵芝恶常山，畏茵陈、扁青。

④ 灵芝不宜长期服用，否则会出现皮疹、腹泻等症状。

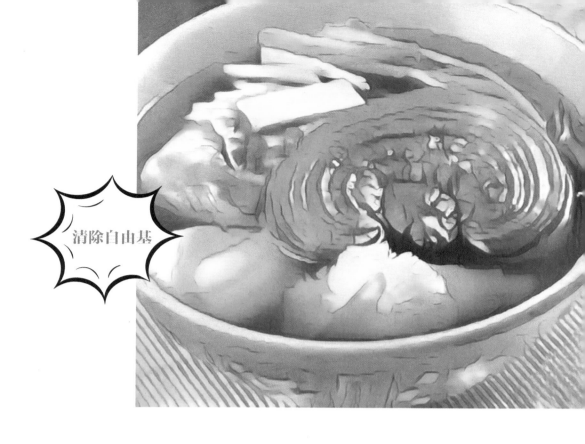

清除自由基

灵芝黄芪炖瘦肉

材料

黄芪·····················30 克

灵芝·····················30 克

猪瘦肉···················200 克

姜片·····················适量

盐······················2 克

做法

❶ 灵芝、黄芪洗净，用清水浸泡 30 分钟；猪瘦肉去净筋膜，洗净，切成小块。

❷ 把灵芝、黄芪放入炖盅，再放入猪瘦肉和姜片，加入适量的盐、水，将炖盅放入蒸锅内，大火隔水蒸 3 小时即可。

黄芪

提高免疫细胞吞噬能力，抑制癌细胞发展

抗癌关键点

黄芪含硒，硒是防癌抗癌的重要元素。黄芪能增加白细胞的数量，显著提高单核巨噬细胞的吞噬能力，抑制癌细胞的发展。黄芪含有的黄芪多糖是一种干扰素诱导剂，能刺激巨噬细胞和 T 细胞，促进内源性干扰素的生成，达到抗癌的目的。

对抗癌症类型

胃癌

原发性肝癌

肺癌

膀胱癌

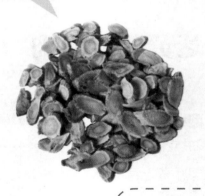

防癌抗癌这样吃

黄芪可以直接生吃，也可以泡水代茶饮，还可以煮粥、煲汤食用，补气的同时还能增强免疫力，帮助身体对抗癌症。

食用禁忌

① 气滞湿阻、有食积、毒疮初起或溃后热毒尚盛等实证者，以及阴虚阳亢者，不宜使用黄芪，否则会加重病情。

② 孕妇和经期女性不宜用黄芪。经期女性用黄芪容易导致月经紊乱、月经量增加；孕期女性用黄芪容易刺激胎儿，增加滑胎的风险。

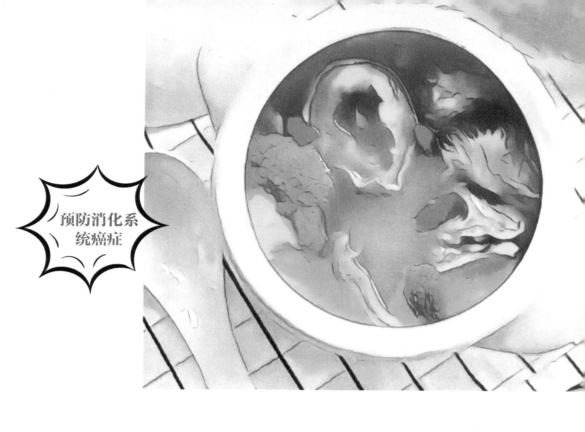

预防消化系统癌症

黄芪猴头菇汤

材料

猴头菇……………80克
黄芪片……………20克
鸡腿………………1个

枸杞子、姜片、葱段、料酒、白胡椒
粉……………各适量
盐………………2克

做 法

❶ 猴头菇用清水泡发，洗净，焯水，攥去水分，切厚片；鸡腿洗净，剁成块，焯水；黄芪片洗净。

❷ 猴头菇、黄芪片、鸡腿块、姜片、葱段、料酒放入汤锅中，加没过锅中食材的清水，大火烧开后转小火煮至鸡腿肉熟软，加枸杞子略煮，加盐和白胡椒粉调味即可。

当归

抵抗癌细胞，抑制肿瘤生长

抗癌关键点

当归热水提取物有诱导干扰素产生的活性，能提高机体免疫力，增强正常细胞抵抗癌细胞的能力。

医学试验发现，对当归的五种多糖样品进行小鼠体内抗肿瘤药物筛选，结果显示各多糖样品对小鼠移植性肿瘤 EC、Hep、S180、Lewis、B16 等瘤株具有一定程度的抑制作用，其肿瘤生长抑制率可达39%，副作用较少，且可长期用药。

对抗癌症类型

消化系统癌症、

白血病、乳腺癌、

宫颈癌

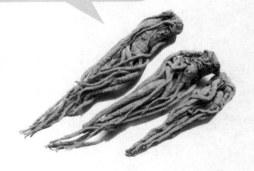

防癌抗癌这样吃

当归与黄芪、党参一同煮粥或煲汤，能升高白细胞、血小板数量，纠正放疗引起的贫血、白细胞减少、血小板减少等。

⚠ 食用禁忌

① 脘腹胀闷、大便稀薄或腹泻者慎服；里热出血者忌服。

② 湿阻中满及大便溏泄者慎服。

③ 畏海藻、生姜。热盛出血者禁服。

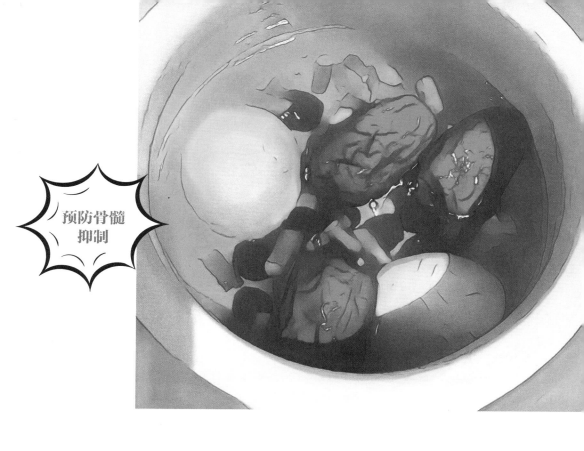

预防骨髓
抑制

当归党参鸡蛋汤

材 料

当归……………………15 克   鸡蛋……………………3 枚

党参……………………10 克   红枣……………………5～8 颗

做 法

❶ 当归、党参、红枣分别洗净；鸡蛋外皮冲洗干净。

❷ 当归、党参、红枣与鸡蛋一起放入砂锅内，加水适量，中火煮开后用小火
   煮 5 分钟。

❸ 鸡蛋捞出剥去壳，再放入砂锅内继续煮 10 分钟，吃鸡蛋、红枣并喝汤即可。

茯苓

激活免疫细胞活性，抑制癌肿生长

抗癌关键点

　　茯苓含有的茯苓多糖能激活 T 细胞和 B 细胞，提高巨噬细胞的吞噬能力，从而起到抗癌的功效；茯苓多糖还能明显抑制癌肿的生长，并有预防宫颈癌转移的作用。动物实验表明，茯苓多糖对小鼠肉瘤细胞 S180 的抑制率高达 96.88%。羧甲基茯苓多糖对小鼠移植性肿瘤 V14 有较强的抑制作用。临床上，茯苓辅助其他抗癌药物，能明显增强抗癌效果。

对抗癌症类型

各类癌症中、晚期

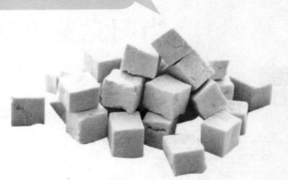

防癌抗癌这样吃

　　用茯苓熬粥、做茶饮、制成面点以及制作茯苓膏等食用，不仅能健脾安神，还能防癌抗癌。

⚠ 食用禁忌

　　① 虚寒精滑、气虚下陷者慎用。

　　② 茯苓不宜与醋同用，醋会影响茯苓的药效。

　　③ 茯苓能利水渗湿，因此阴虚者应慎用。

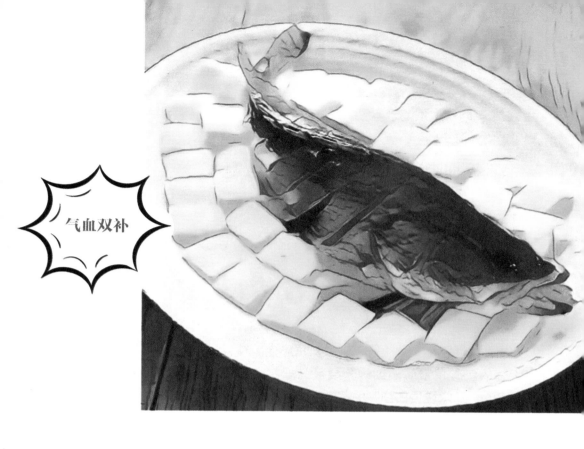

气血双补

茯苓清蒸鳜鱼

材 料

鳜鱼……………………1 条　　　盐……………………2 克

茯苓……………………15 克　　　大葱、姜……………各 5 克

做 法

❶ 鳜鱼宰杀后去鳞、鱼鳃、内脏，清洗干净；大葱洗净后切段；姜洗净后切片。

❷ 鳜鱼加茯苓、葱段、姜片、盐一同放到锅内蒸至熟烂即可。

鱼腥草

抑制癌细胞分裂、生长

抗癌关键点

鱼腥草有清热解毒、排脓消痈、利尿通淋的功效，对乳腺炎、蜂窝织炎、中耳炎、肠炎、肺癌、肝癌、胃癌等有较好效果。

鱼腥草含有的槲皮素能明显抑制促癌剂，抑制离体恶性细胞的生长，有效对抗癌症。其含有的鱼腥草素对癌细胞分裂最高抑制率为45.7%，且能增强白细胞的吞噬能力，增强机体的免疫功能，有效对抗癌症。

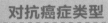

对抗癌症类型

肺癌

肝癌

胃癌

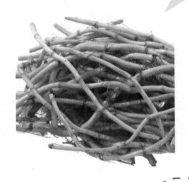

防癌抗癌这样吃

可以单独用鱼腥草泡茶喝，也可以搭配其他食材一同泡茶饮用，或者与其他食材搭配炖汤喝，抗癌效果均较好。

食用禁忌

① 鱼腥草含挥发油，不宜久煎。

② 鱼腥草具有清热泻火的功效，阳虚体质的人食用后会损伤正气，或使病情加重。

③ 鱼腥草含有皂苷、黄酮类物质，可以降低血压，本身血压偏低的人食用后，血压会降得更低，从而引发身体不适。

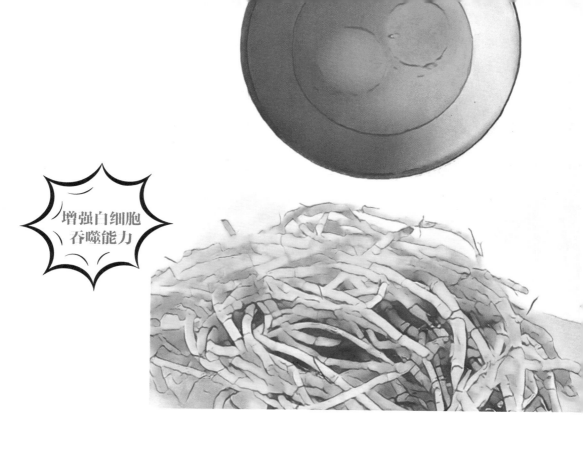

增强白细胞
吞噬能力

鱼腥草炒鸡蛋

材料

鲜鱼腥草根茎……………………250 克　　植物油、葱花………………各适量

鸡蛋…………………………2 个　　盐……………………………2 克

做　法

❶ 鲜鱼腥草根茎洗净，切断；鸡蛋磕入碗中，打散。

❷ 炒锅置火上，倒入植物油烧至六成热，淋入鸡蛋液炒熟，盛出。

❸ 用锅中的底油炒香葱花，放入鱼腥草根茎翻炒至熟，加炒好的鸡蛋，加盐
调味即可。

119

白术

调节免疫力，抗癌抗突变

抗癌关键点

白术含有的多糖物质，对免疫系统具有调节作用，能显著促进淋巴细胞的增殖，激活免疫细胞，有效对抗癌症。皮下注射白术注射液可使小鼠肉瘤肿瘤组织的坏死程度及免疫细胞的浸润程度均明显提高，白术注射液能抑制 C57 小鼠 Lewis 瘤的肺转移，并有明显的抗突变和抗启动作用。

对抗癌症类型

- 恶性淋巴瘤
- 胃癌
- 食管癌
- 胰腺癌
- 肝癌
- 肺癌

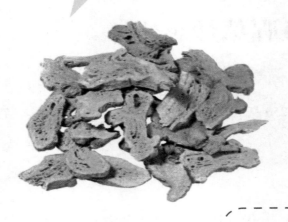

防癌抗癌这样吃

白术可泡水代茶饮，或与鲫鱼等食材搭配煲汤，能起到调节免疫力、防癌抗癌、辅助调养癌症的作用。

食用禁忌

① 白术性偏温燥，热病伤津及阴虚燥咳者不宜使用。

② 白术不宜与大蒜、香菜、桃、李子等同食。

③ 气滞胀闷者忌用白术。

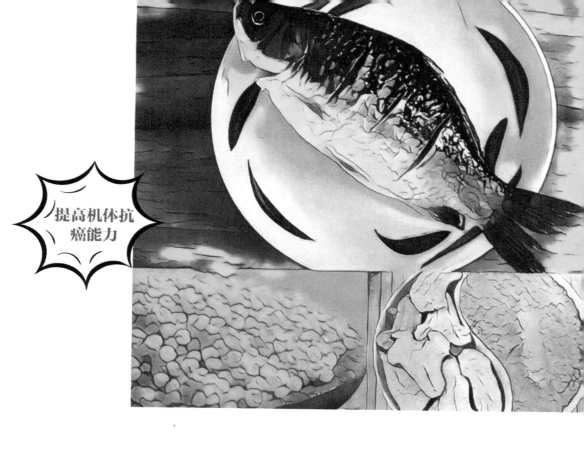

提高机体抗癌能力

白术鲫鱼粥

材料

白术·····················10克

小米·····················50克

鲫鱼·····················1条

盐·····················1克

做 法

❶ 白术研磨成粉；鲫鱼宰杀后去鳞、鱼鳃、内脏，清洗干净，蒸熟，取鱼肉；
小米淘洗干净。

❷ 小米、白术粉一同倒入砂锅中，加足量清水，大火烧开后转小火煮至米粒
熟软的稀粥，放入鲫鱼肉，加盐调味即可。

枸杞子

促进免疫细胞增殖，提升抗肿瘤活性

抗癌关键点

枸杞子含有微量元素锗，锗进入人体后能诱导体内产生干扰素，从而增强对癌细胞的抑制作用。枸杞子含有的多糖能促进机体免疫细胞增殖，提升抗肿瘤活性。广西肿瘤防治研究所研究发现枸杞子的提取液对致癌剂诱导的突变株 TA98、TA100 有抑制突变作用，抑制率分别为 91.8%、82.6%，说明枸杞子含有抗突变物质以及具有防御、阻断突变的作用。

对抗癌症类型

- 白血病
- 胃癌
- 胰腺癌
- 肠癌
- 骨癌

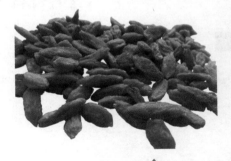

防癌抗癌这样吃

1. 每天吃一点枸杞子，长期坚持吃，才能获得枸杞子的防癌抗癌功效。

2. 枸杞子可以直接嚼着吃，或泡水代茶饮，也可以同其他食材一同煮粥或煲汤。

食用禁忌

① 正在感冒发热、身体有炎症症状、腹泻的人，最好别吃枸杞子。

② 不要长时间清洗枸杞子，长时间清洗会导致枸杞子的营养成分流失，在温水里稍微洗一下就可以。

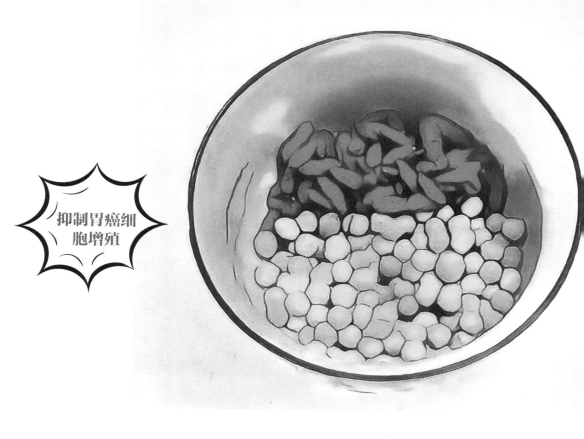

枸杞豆浆

材 料

枸杞子……………………10 克　　　黄豆……………………60 克

做 法

❶ 黄豆用水浸泡 10 ～ 12 小时，洗净；枸杞子洗净。

❷ 将枸杞子、黄豆一同倒入全自动豆浆机中，加水至上、下水位线之间，煮
　 至豆浆机提示豆浆做好即可。

冬虫夏草

多方面提高机体抗癌能力

抗癌关键点

药理实验表明,冬虫夏草有防癌抑癌之功。冬虫夏草的水提物和醇提物都能明显抑制小鼠肉瘤细胞 S180、小鼠肺癌 Lewis、小鼠乳腺癌 MA737 等肿瘤的生长。取冬虫夏草含有的虫草多糖进行皮下注射,对小鼠网状内皮系统和腹腔巨噬细胞吞噬功能都有激活的作用,抑制 T 淋巴细胞排斥反应,有非特异性刺激免疫反应,进而提升机体抗癌能力。

对抗癌症类型

肺癌

肺转移癌

纵隔肿瘤

淋巴癌

白血病

鼻咽癌

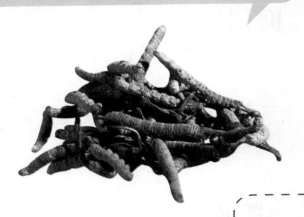

防癌抗癌这样吃

冬虫夏草可以研磨成粉服用,也可以煎煮后代茶饮,还能与肉类一起炖煮食用。

食用禁忌

① 患风寒、风热感冒和前列腺炎时,最好停食冬虫夏草。

② 冬虫夏草不宜与萝卜一同食用,因为萝卜不利于冬虫夏草有效成分的吸收。

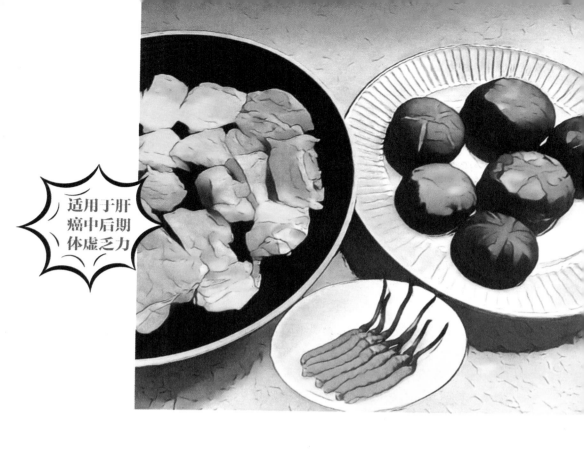

适用于肝癌中后期体虚乏力

虫草香菇蒸鸡翅

材 料

鸡翅·····················300 克   香菇·····················50 克
冬虫夏草·················10 克   生抽、料酒、盐·············各适量

做 法

❶ 鸡翅洗净，放入盘中，加生抽、料酒、盐抓匀，腌渍 20 分钟；香菇洗净，焯水，切片；冬虫夏草泡洗干净。

❷ 香菇片、冬虫夏草放入装鸡翅的盘中，入锅隔水蒸至鸡翅熟烂即可。

马齿苋

有效抑制肿瘤细胞增殖

抗癌关键点

马齿苋所含的多糖、黄酮类化合物等成分，均能有效抑制肿瘤细胞的增殖，增强机体免疫功能。动物实验证实，马齿苋提取液能显著提高家兔正常和 PHA（调节细胞增殖的试剂）诱导的淋巴细胞增殖能力，证实其具有免疫增强作用。现代药理研究表明，马齿苋具有抗肿瘤功效，可通过细胞毒作用、诱导癌细胞凋亡、类生物反应调节剂作用、抗肿瘤血管生成等发挥抗肿瘤作用。

对抗癌症类型

消化道肿瘤

生殖泌尿系统肿瘤

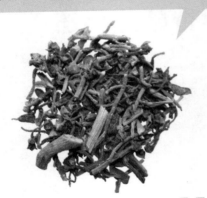

防癌抗癌这样吃

马齿苋干品可以泡水代茶饮；鲜马齿苋可以凉拌、炒食、煮粥，或搭配其他食材做饺子馅、馄饨馅或煲汤，用于烹调荤素搭配皆可。

食用禁忌

马齿苋不宜与以下西药同用：磺胺类；氢氧化铝、氨茶碱等碱性药；氨基苷类（庆大霉素、链霉素、红霉素、卡那霉素等）；阿司匹林、呋喃妥因、利福平、吲哚美辛等。

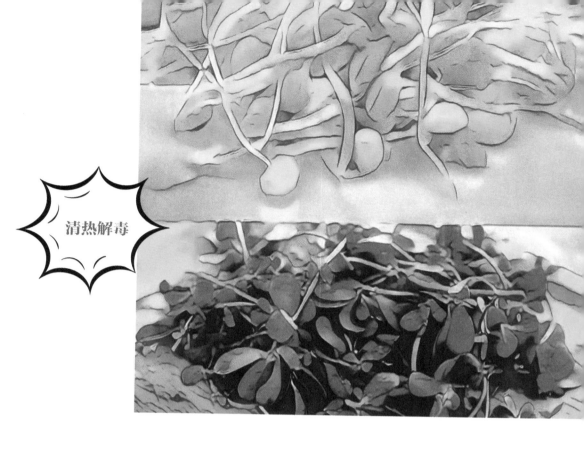

清热解毒

马齿苋炒黄豆芽

材 料

鲜马齿苋·····················100克 　盐·····························2克

黄豆芽·····················250克 　植物油·······················少许

葱花、水淀粉···············各适量

做 法

① 马齿苋择洗干净，切段；黄豆芽去根须，洗净。

② 炒锅置火上，倒入植物油烧至七成热，炒香葱花，放入黄豆芽和马齿苋翻
　炒至断生，加盐调味，用水淀粉勾薄芡即可。

金银花

抑制致癌物的 DNA 的合成

抗癌关键点

金银花中的有效成分对胃癌及结肠癌的发生具有预防及抑制作用，这可能与这些有效成分的促氧化作用有关，它们还能增强芳烃羟化酶的活性，芳烃羟化酶的活性增高将提高组织细胞抗多芳香烃化合物的诱变作用，从而抑制致癌物的 DNA 的合成。金银花茶有较好的抗癌作用，单用或配合其他中药，可用于鼻咽癌、乳腺癌和一些癌症中、晚期的继发感染、发热等。

对抗癌症类型

口腔肿瘤

鼻咽癌

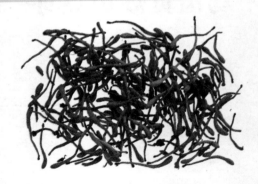

防癌抗癌这样吃

金银花可单独冲泡，或与枸杞子、茉莉花等一起冲泡服用，能促进白细胞的吞噬作用，有助于防癌抗癌。

食用禁忌

① 金银花泡水宜热饮不宜冷饮，冷饮容易导致腹泻。

② 金银花适合体质平和或体质内热者服用，脾胃虚寒者少用或禁用。

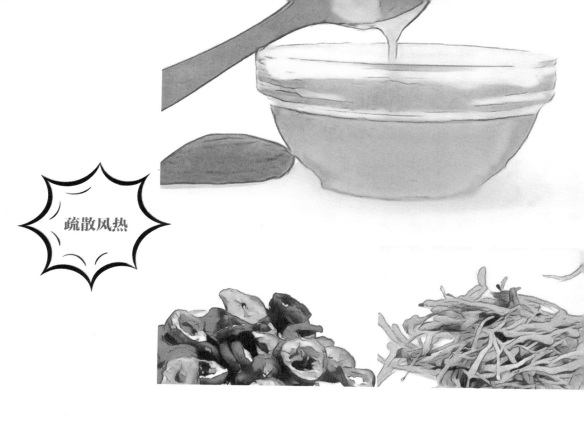

疏散风热

金银花山楂饮

材 料

金银花……………………10 克　　蜂蜜………………………5 毫升

干山楂片…………………15 克

做 法

❶ 金银花、干山楂片洗净，放入砂锅中，加入 200 毫升清水，大火烧开后转小火煮 5 分钟，将煎汁倒入碗中备用。

❷ 锅中再倒入 200 毫升清水烧开，转小火煮五分钟，取煎汁。

❸ 将两次煎汁混合均匀，倒入大杯中，晾至温热，加蜂蜜搅拌均匀即可。

蒲公英

抑癌、杀菌、抗炎

抗癌关键点

蒲公英含有的多糖能够增强人体未感染癌症的血细胞的免疫力，有效减缓癌细胞的生长速度，改变癌细胞的生长环境，让癌细胞不再肆无忌惮地扩散。动物实验显示，蒲公英热水提取物对小鼠艾氏腹水癌有抑制作用。

对抗癌症类型

- 胃癌
- 乳腺癌
- 皮肤癌

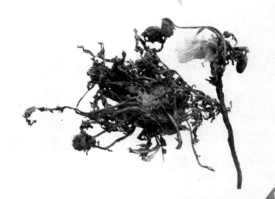

防癌抗癌这样吃

蒲公英可单独泡水喝，或与其他食材一起煮粥或煲汤食用，可起到一定的抑癌、杀菌、抗炎的作用。

食用禁忌

① 有些人在喝蒲公英泡的水后，会出现过敏反应，出现红斑、浑身瘙痒、荨麻疹等，一旦出现这些过敏症状要马上停止服用。

② 脾胃虚寒者不宜用蒲公英，因为蒲公英性寒，易损伤脾胃，引起腹泻。

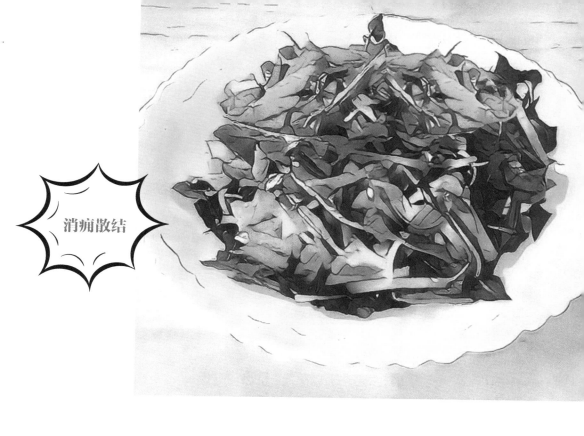

消痂散结

蒲公英拌黄瓜

材 料

鲜蒲公英·····················150 克   鲜味酱油、辣椒油··········各少许

黄瓜·····················1 根   盐·····················1 克

蒜末·····················适量

做 法

❶ 蒲公英择拣干净，焯水，过凉，攥干水分，切段；黄瓜洗净，去蒂，切丝。

❷ 取小碗，加鲜味酱油、蒜末、辣椒油、盐拌匀，制成调味汁。

❸ 取盘，放入蒲公英、黄瓜丝，淋入调味汁拌匀即可。

山药

扶正祛邪，预防消化道肿瘤

抗癌关键点

现代医学研究发现，山药富含果胶，食用后能减少肠道内致癌物对肠道的刺激，对预防消化道肿瘤有利。近年又发现山药是人体干扰素的诱生剂，能增加 T 淋巴细胞的活性，提高网状内皮细胞的吞噬能力，促进细胞免疫功能，临床实践认为可用山药扶正祛邪以防癌、抗癌，特别对预防消化道肿瘤和手术切除癌肿后预防复发有益。山药多糖对黑色素瘤细胞和肺癌细胞有明显的抑制作用。

对抗癌症类型

- 淋巴癌
- 鼻咽癌
- 食管癌
- 胃癌
- 肝癌
- 乳腺癌
- 宫颈癌

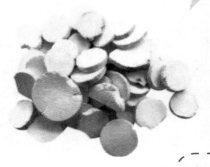

防癌抗癌这样吃

可蒸或煮熟吃，拿来榨汁、熬粥，也可与其他食材一同炒食。

食用禁忌

① 山药有收涩的作用，故大便燥结者不宜食用。

② 山药是偏补的药，甘平且偏热，体质偏热、容易上火的人也要慎食。

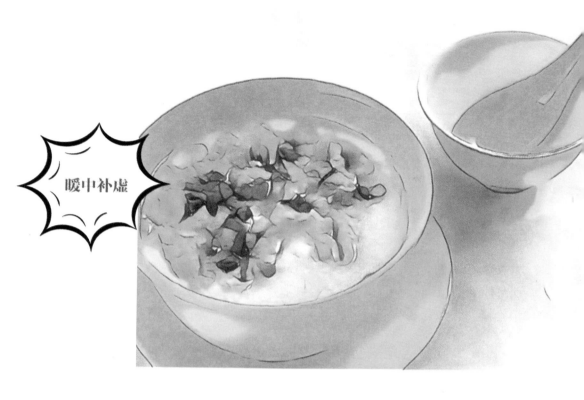

暖中补虚

山药羊肉粥

材 料

大米……………………80克

山药……………………150克

羊瘦肉……………………50克

葱末、姜末、胡椒粉…………各适量

盐………………………2克

做 法

❶ 大米淘洗干净；山药洗净，去皮，切丁；羊肉洗净，切小丁。

❷ 砂锅内放水、姜末、大米、羊肉丁、山药丁，大火煮开后用小火熬煮至羊肉和米粒熟软，加盐、葱末和胡椒粉调味即可。

百合

抑制癌细胞增殖

抗癌关键点

百合能提高人体的体液免疫能力，对多种癌症都可起到一定的预防作用。百合含有多种生物碱，这些成分对白细胞减少症有预防作用，而且能升高白细胞，对化疗及放射性治疗后白细胞减少症有辅助调理作用；生物碱还可以抑制癌细胞增殖。动物实验证实：百合所含的有效成分对实验性小鼠肉瘤细胞 S180、子宫颈癌细胞 U14 有较强抑制作用，还可显著抑制黄曲霉毒素的致突变作用。

对抗癌症类型

- **白血病**
- **鼻咽癌**
- **乳腺癌**
- **肺癌**

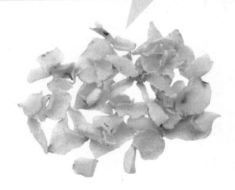

防癌抗癌这样吃

用鲜百合煮汤，或用干百合与其他食材煮粥，都有助于增强体质，抑制肿瘤细胞生长，缓解放疗副作用。

食用禁忌

① 风寒咳嗽、腹泻者忌用。

② 百合药性寒凉，脾虚胃寒的人食用会导致体内寒气加重；风寒感冒者食用会使咳嗽更严重。

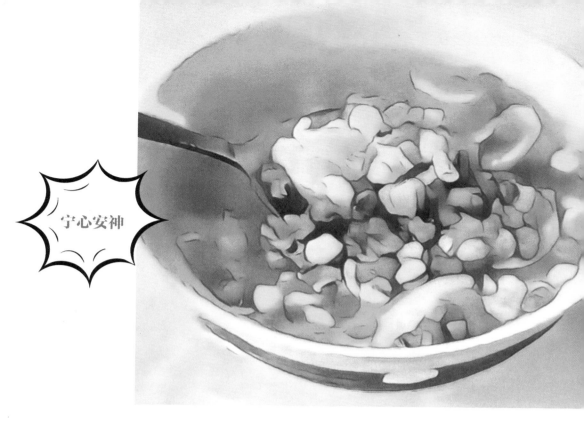

宁心安神

百合双豆甜汤

材　料

绿豆······················30克　　干百合······················10克

红小豆·····················30克　　冰糖························适量

做　法

❶ 绿豆、红小豆分别淘洗干净，用清水浸泡5～6个小时；干百合用清水泡软，洗净。

❷ 将泡好的绿豆、红小豆放入砂锅内，加入1200毫升清水，大火煮开后改用小火煮至豆子软烂，放入百合和冰糖稍煮片刻即可。

补骨脂

减少癌变发生，抑制癌细胞生长

抗癌关键点

　　补骨脂中的补骨脂异黄酮、补骨脂酚、补骨脂定具有较强的抗氧化活性，能激活抗氧化物酶的活性，可清除自由基，保护细胞免受自由基的侵袭，减少癌变的发生率。补骨脂素和异补骨脂素是补骨脂中的有效抗癌成分，对胃癌、肝癌、S180、艾氏腹水癌等癌细胞的生长有较强的抑制作用，抗癌功效突出。

对抗癌症类型

- 皮肤癌
- 白血病
- 食管癌
- 胃癌、肝癌
- 骨癌

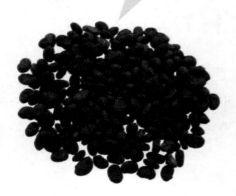

防癌抗癌这样吃

　　补骨脂除与其他抗癌的药食两用食材配伍使用外，还可以煎汤服用，或搭配一些常见食材，能有效发挥其防癌抗癌作用。

食用禁忌

① 阴虚火旺、大便秘结者慎用。
② 有胃出血、急性胃炎者，补骨脂的用量不宜多。

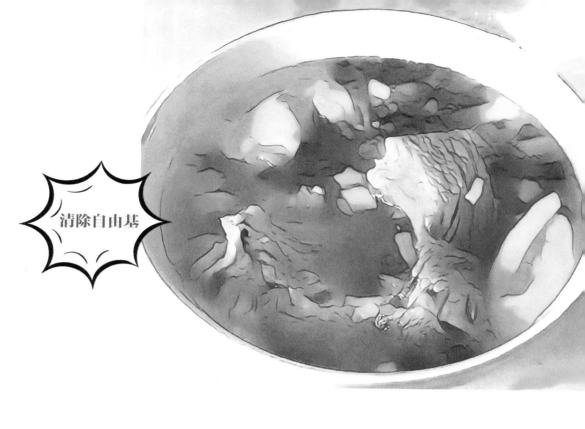

清除自由基

补骨脂炖羊肉

材 料

补骨脂·····················15 克

羊肉·····················400 克

姜末·····················适量

植物油·····················少许

盐·····················2 克

做 法

❶ 将补骨脂洗净，用水煎 2 次，去渣，混合两次的煎汁共 500 毫升；羊肉洗净，切块。

❷ 锅置火上，倒油烧至六成热，炒香姜末，放入羊肉翻炒至变色，倒入补骨脂煎汁，大火烧开后转小火炖至羊肉熟烂，加盐调味即可。

藤梨根

平衡免疫力，清除致癌因子

抗癌关键点

藤梨根含有的多糖成分可促进细胞免疫和体液免疫，增强巨噬细胞对致癌因子的吞噬能力。藤梨根含有的抗坏血酸物质能捕捉细胞癌变的过剩自由基，抑制强致癌物亚硝基化合物的生成，促进干扰素的产生。将藤梨根的提取液注入接种了肝癌细胞的小鼠身上，观察了45天和60天，发现小鼠的生命延长率分别为75%和116.9%。

对抗癌症类型

- 鼻咽癌
- 食管癌
- 胃癌
- 肝癌等

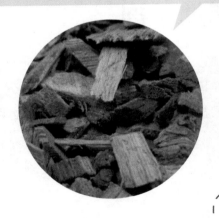

防癌抗癌这样吃

藤梨根常与野葡萄根、半枝莲、凤尾草等配伍应用，也可与其他食材一起煮汤食用。

! 食用禁忌

① 藤梨根使用的时候一定要注意用量，用量多会使体内寒气加重，不利于身体健康。

② 藤梨根能活血，所以孕妇最好不要使用，否则可能会导致胎像不稳，严重者甚至会导致流产。

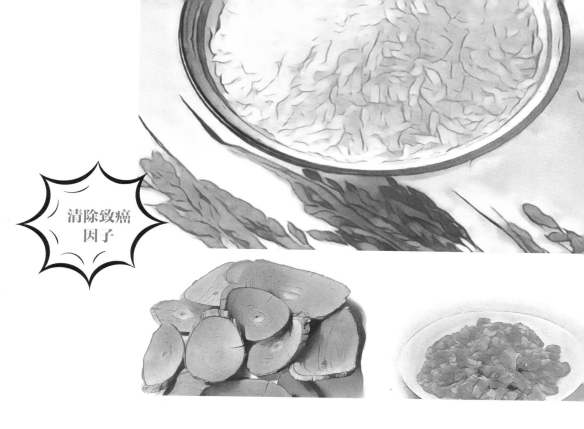

清除致癌
因子

梨根粥

材 料

藤梨根·····················30克

瘦猪肉·····················100克

大米·····················60克

姜片·····················适量

盐·····················2克

做 法

① 藤梨根洗净，放入砂锅中，加适量清水煎煮，去渣取汁；瘦猪肉洗净，切小块；大米淘洗干净。

② 大米、猪肉块、姜片、藤梨根煎汁放入砂锅中，再加入适量清水，大火烧开后转小火煮至猪肉块和米粒熟软的稀粥，加盐调味即可。

三七

抑制肿瘤细胞生成，抗肿瘤转移

抗癌关键点

三七可通过提高免疫力来间接地起到抗肿瘤的作用。三七的主要成分三七皂苷对肿瘤细胞的生成、增殖以及其 DNA 的合成有很强的抑制作用；三七皂苷还具有改善血管内皮功能、降低血液黏稠度、抑制血小板活化和聚集的作用，从而抗血栓、瘤栓形成，自然也就能够抗肿瘤转移。三七中的多糖体具有抗癌活性，能抑制实验小鼠肉瘤细胞 S180。

对抗癌症类型

瘀血阻滞型胃癌

肝癌

肺癌

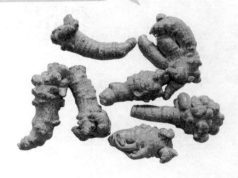

防癌抗癌这样吃

三七研末后直接服用、煎服或与其他食材一同煮粥或煲汤，有助于其有效成分的吸收。

⚠ 食用禁忌

① 孕妇忌用三七。因为三七具有活血的作用，孕妇服用后容易动胎气，严重的话会导致流产。

② 三七粉性温，爱上火的人不要吃。

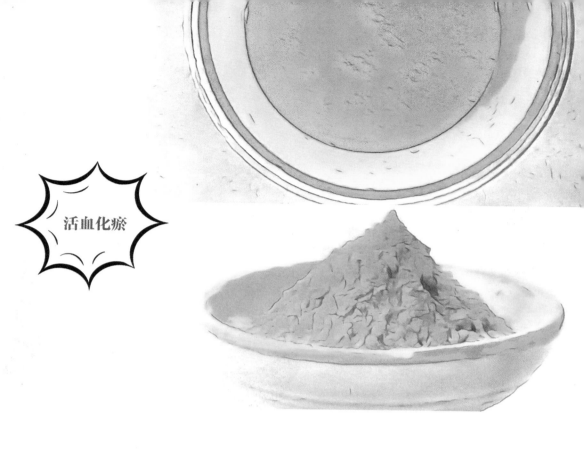

鸡蛋三七羹

材 料

鸡蛋·····················1个　　葱花·····················适量
三七粉·····················3克　　香油、鲜味酱油·············各少许

做 法

鸡蛋磕入碗中，加入三七粉，加入适量凉开水搅匀成鸡蛋液，放入蒸锅中，隔水蒸熟成羹，撒上葱花，淋上香油、鲜味酱油即可。

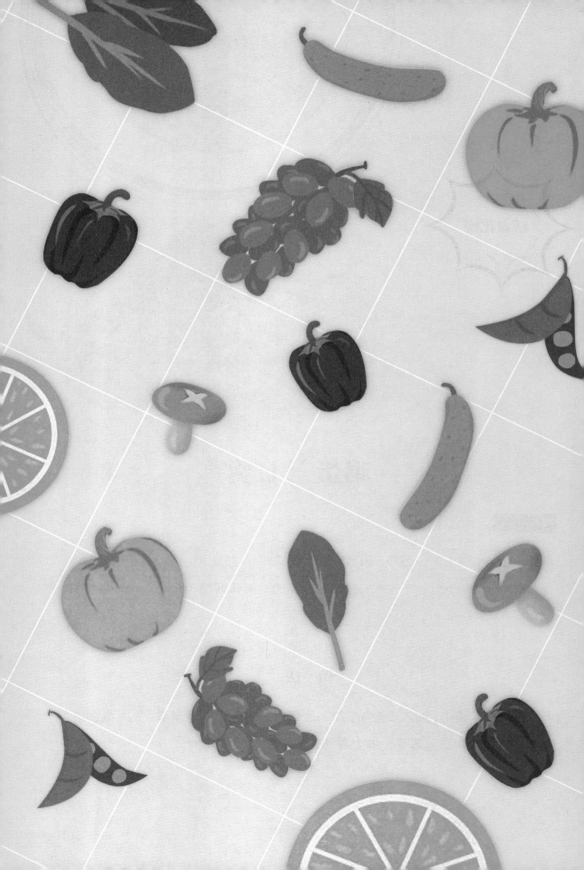

第五章

经常动一动，
癌症远离你

运动促进排汗，能将体内的致癌物，例如丙酮、铝、锶、砷、铍、汞等，随汗液排出体外，人体通过出汗排出的有害物质至少在 100 种以上。经常运动者血液中干扰素的水平比不经常运动者高，干扰素有抗癌、抗病毒的作用。运动时，由于氧供应充分，细胞过氧化作用得到消除，自由基活性受到抑制，有利于防癌。因此，运动能防癌抗癌是有理论和实践依据的。

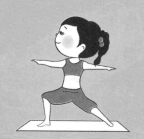

适量运动是最佳的防癌处方

　　适量的运动可以提高呼吸系统和心血管系统机能，促进血液循环和有氧代谢，加速人体新陈代谢，防止癌细胞的产生。运动还能改善免疫系统，增加有特异性免疫功能的 T 细胞及 B 细胞数目。

　　1. 自由基水平的高低与癌变的过程相关，适量的运动可以降低自由基水平。因此，适当的运动可以预防癌症的发生，这与运动防癌的科学实验结果相一致。

　　2. 运动可以改善人的精神状态，一些如烦躁、焦虑等负面情绪容易让人的抗癌能力降低，而通过运动可让人的精神振奋、情绪饱满，不仅让心情得到改善，还能提高人体的防癌抗癌能力。

　　3. 据测定，运动时肌肉的产热比安静时增加 10 ～ 15 倍，会使体温暂时性升高。癌细胞对热的耐受力远不如正常细胞，高体温的环境下更容易被杀死。

　　4. 运动可减少体内多余的脂肪，保持匀称的身材。脂肪超标与 13 种癌症的发生有关，包括胃癌、肝癌、乳腺癌、卵巢癌、肾癌、结肠癌等。

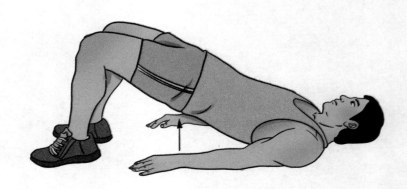

康复锻炼对癌症患者很重要

康复锻炼是癌症治疗的必用药，需要长期坚持"服用"。康复锻炼可以促进癌症患者的身体康复，其益无穷！

提高患者的免疫力

人体在运动后，体内白细胞和巨噬细胞的吞噬能力、淋巴细胞的转化能力以及血清免疫球蛋白的水平，均会显著提高，从而起到抗癌作用。

抵御细菌，抑制癌细胞生长

合理的康复锻炼能使癌症患者血浆中环腺苷酸的含量增加，环腺苷酸在一定程度上可能对癌细胞生长有抑制作用。研究发现，在运动过程中，患者唾液中的溶菌酶和分泌性免疫球蛋白也会增加，这两种物质有抑制细菌和杀死细菌、病毒、癌细胞的作用。

调节患者情绪，缓解抑郁和消除烦恼

良好的心态和乐观的情绪是战胜癌症的助力，而不良情绪和精神压力会影响人体免疫功能，诱发内分泌失调，对病情的恢复非常不利。大多数患者会因身患癌症而出现抑郁、消极等情绪，精神压力较大，适当的康复锻炼能有效改善这种状况。例如打太极拳时，要求精神专注、心情放松，这样能减少情绪波动，使身体功能处于最佳状态。

对 防癌有益的运动五要素

运动对我们的身体而言，更像一把双刃剑，掌握好了，它可以提升我们的免疫力；掌握不当，则可能影响健康。运动防癌的功效与运动场所、运动方式、运动时间、运动强度、运动频率等因素有关。

运动场所

运动场所应安全、舒适、宽敞，有必要的防护设施，阳光充足，空气清新，远离公路等车辆频繁、人群密集的地方，如选择公园、体育场或郊外等场所较为理想。如在室内，要选择空气较为流通的地方。

运动方式

一定强度的有氧运动和力量训练可以增强免疫功能，提升抗癌力。年轻人可以选择大肌群力量训练，如蹲起练习、腹背肌力量训练等方式。中老年人可以选择适中强度的太极拳、广场舞、快步走等有氧运动，健康状况不错的中老年人也可以做一些大肌群的力量锻炼。

运动时间

运动的持续时间以 30 ～ 90 分钟为宜，每次至少 30 分钟。运动时间太短，对免疫系统和心肺系统的刺激不够，而一次运动时间过长易引起过度疲劳，不利于运动后疲劳的消除，还会抑制免疫系统的功能，对防癌无益。

运动强度

以中等强度的运动为宜。

第一种方法：通过测算心率来计算运动强度。运动时的心率等于运动时每分钟的脉搏数，运动结束后马上数一下自己 10 秒钟的脉搏数，再乘以 6，就是心率值。中等强度运动时的心率一般为最大心率的 60% ～ 70%，最大心率 =220- 年龄。

第二种方法：根据自己的感觉来判断和控制运动强度。简单地说，我们运动时的感觉"有一点儿累"并"微微出汗"这个强度对大多数人来说是比较合适的，更准确的判断方法是这样的，你在运动时能比较顺畅地说出 3 ～ 5 个字的句子，如"我挺好""我骑得快"，表明强度适宜。如果你在运动时还能吹口哨或唱歌，那就说明运动强度太低了，而如果你已经不能顺畅地说出一句话，那就说明运动强度太大了。

运动频率

在刚开始运动时，最好隔日运动，在适应后再逐渐增加运动频率。成人一周 3 ～ 5 次的运动频率是比较合适的。

慢跑
——防癌的首选运动

慢跑能增强体质，提高免疫力，使血液中的巨噬细胞、淋巴细胞含量增加，而它们能吞噬人体内的癌细胞。慢跑还能消除忧虑和烦恼，因为精神因素在防癌中也占据着主要位置，幽默风趣、心胸开朗的人往往不容易得癌症。

提高功效的关键

建议每天慢跑 1 小时，锻炼时间应在下午，如果有条件，最好在公园或海边进行慢跑。老年人可根据自己的身体情况而定，如果感觉跑起来有点儿困难，大步走也可以。

方法要记牢

慢跑时，头、臀、脚三点成一线。头部保持正直，目光看向正前方。跑起来应该是脚跟先着地，然后迅速过渡到全脚掌着地。不能开始时就以全脚掌着地的方式跑步，否则容易引发胫骨骨膜炎。另外，慢跑时的摆臂姿势也很重要，应放松肩部，两臂各弯曲约成90°，两手半握拳，自然摆动，前摆时稍向内，后摆时稍向外。

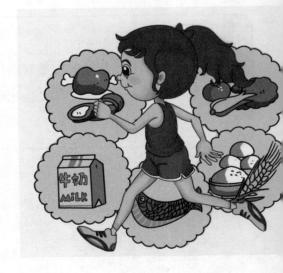

慢跑时呼吸的节奏和跑步的频率应配合好。一般采用2：2的呼吸节奏，即两步一吸，两步一呼，或3：3、4：4的呼吸节奏，最好是用鼻子或半张口呼吸。掌握好呼吸节奏后跑起来就会感觉轻松许多。

跑步时膝盖不要抬得太高，自然放松即可，只有在上坡时才需要抬高膝盖。步长不要过大，小碎步即可，步长太大很容易感到疲乏，也会使足部和腿部的肌腱产生牵拉痛。在上下坡时放慢速度，不要跳跃，以免摔倒。

 注意啦

❶ 慢跑前要进行身体检查，确定是否患有不宜慢跑的禁忌证。

❷ 不要空腹进行慢跑，否则容易出现低血糖，增加心脏负担，发生心律不齐、昏厥等情况。

❸ 慢跑前应做5～10分钟的热身运动，放松一下膝关节和脚踝，做些缓慢的深蹲或简单的伸展动作。

❹ 慢跑要从短程开始，逐步增加路程。

❺ 运动量的掌握以慢跑后自觉有轻松、舒适感为宜，如果出现呼吸急促、腰腿疼痛，特别是疲乏等不良反应时，应及时停止慢跑进行休息。

❻ 跑完后应注意不要马上蹲坐下来，要像热身一样，原地踏步走、抖动手脚，或者用热毛巾擦拭一下，让身体慢慢放松下来。

瑜伽

——扼制肿瘤细胞的增殖

瑜伽是有氧运动，适当练习瑜伽，能增加血氧含量，扼制肿瘤细胞的增殖，可控制肿瘤的继续生长或转移。练习瑜伽还能缓解精神压力，可以达到生理、心理、情绪的整合，改善各器官功能紊乱状态，也可缓解疼痛，使人忘却烦恼，心情舒畅，这也就是抗癌四位一体疗法中所讲的心理疗法。

提高功效的关键

关注呼吸。呼吸是瑜伽的精髓，分不清楚呼还是吸的时候不要慌，自然呼吸，身体自己会调整，不要屏息，更不要在屏息时做任何动作。既不要让动作扰乱呼吸，也不要让呼吸扰乱动作。

正确地练习冥想。冥想不是任凭思绪天南地北、东奔西跑，而是意念集中，持续不断地朝着一个方向走时，冥想就形成了。

方法要记牢

蛇伸展式

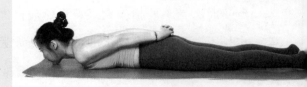

1 腹部贴地，脸朝下俯卧在垫子上，下巴点地，双手在背后交握，调匀呼吸。

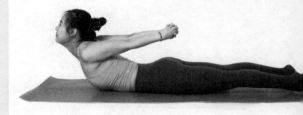

2 吸气，身体向上伸展，下巴向上抬至极限，眼睛往上看，双臂尽量向上伸展，保持这个动作5～10秒。呼气，身体缓慢放回地面，回到动作1的姿势。

加强脊柱伸展式

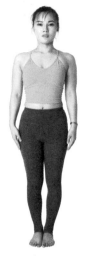

1 站立，上身挺直，双臂在身体两侧自然下垂。

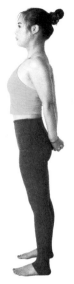

2 双手十指在身后交叉相握，吸气，挺胸抬头。

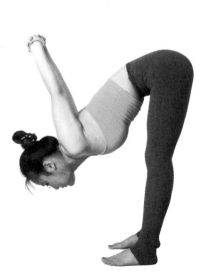

3 呼气，腰背部带动上身慢慢前俯，头部尽量靠近膝盖。双臂在背后伸直，与背部垂直，自然呼吸，保持此动作5～10秒。

 注意啦

❶ 通过练习瑜伽来防癌抗癌，需要长期坚持才有效果。

❷ 练习之前要先热身，防止受伤。

❸ 应穿轻便、舒适的衣服，尽量少戴项链、耳环、发饰之类的饰物。

❹ 不要一开始就做高难度的动作，要循序渐进，避免身体受伤。

❺ 每次练习20～30分钟即可，运动量不宜过大。

❻ 练习时心情要放松，不要说话。

❼ 练习过程中有任何不舒服或不适，应立即停止练习，仰卧休息。

❽ 宜在饭后2～4小时的空腹状态下练习瑜伽，练习瑜伽后1小时左右再进食。

太极拳

——营造癌细胞无法生存的体内环境

中医认为：流水不腐，户枢不蠹。太极拳的动作柔和缓慢，能起到按摩五脏六腑的作用，能加快内脏的血液循环，让各脏器及时更新新鲜的血液。气血运行得好，流通顺畅，垃圾不易沉淀，就不容易气滞血瘀，就不容易导致癥瘕积聚，就不易患癌症。另外，长期打太极拳可疏通经络、平衡阴阳，从而提高癌症患者的抗病、康复能力和机体免疫力，降低癌症复发的风险。

提高功效的关键

练太极拳时思想应安静集中，专心引导动作，呼吸平稳，深匀自然，不可勉强憋气。

动作姿势的基本要求是虚灵顶劲、含胸拔背、松腰敛臀、沉肩坠肘、舒指坐腕、尾闾中正。

练习时应做到起点准确，运行路线清楚，止点到位，动作连贯，上下相随，手眼配合。

方法要记牢

十字手

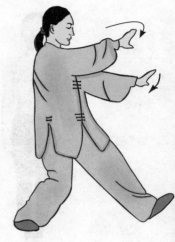

1 重心右移，上身右转，左脚尖翘起。右手掌向右划弧。

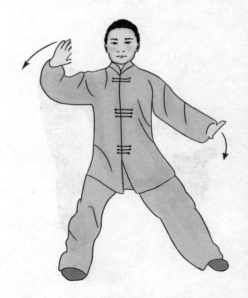

2 身体向右转，左脚尖点地。左手分于身体左侧，掌心朝下；右手随身体上摆至身体右侧，掌心朝前；随后双手左右平举于身体两侧，两肘略屈。

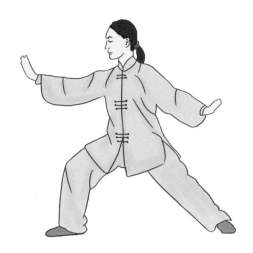

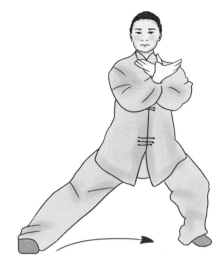

3 右脚外展，脚尖朝右。右手掌继续向右划弧。

4 重心左移，右脚尖内扣，上身左转。双掌向下、向内划弧，在腹前两腕相交；两掌合抱，举至胸前，右手掌在外，双手掌心均斜向内。眼看前方。

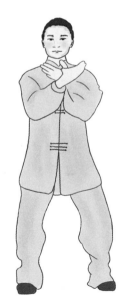

5 右脚内收，两脚间距与肩同宽，脚尖朝前，成开立步；双掌交叉成斜十字形抱于身前，掌心朝内，高与肩平。眼看前方。

📢 **注意啦**

❶春、夏、秋三季最好在庭院、公园、树林、河边等空气清新和安静的场所练习，冬季寒冷最好在室内练习。

❷在户外练习时，要避免在有过堂风的巷道中，或雾雨、大风中进行。

❸上衣和裤子不宜穿得过紧，裤带也要扎得宽紧适度。

❹不宜穿太紧或太宽松的鞋子。

❺练习前一定要做准备活动，如伸展、弯腰、下蹲等，否则容易引起扭伤等。

❻饱食后不宜立即练习。

八段锦

——防病防癌的千年长寿操

八段锦创于北宋末年，距今已有800多年的历史，被誉为"千年长寿操"。八段锦由8种导引动作组合而成，每式的动作设计都针对一定的脏腑保健或病症治疗的需要，具有调整脏腑功能、疏通经络气血的作用。练习八段锦可以起到强身健体、增强免疫力、防病防癌的功效。癌症患者坚持练习八段锦，能纠正机体适宜癌细胞生存的"微环境"，调动自身的积极作用抑杀癌细胞，从而促使身体回到阴阳平衡的和谐状态，延长生存期。

提高功效的关键

松静自然。松是指精神与形体两方面的放松。放松是由内到外、由浅到深的锻炼过程，使形体、呼吸、意念达到轻松舒适、无紧张之感。静是指思想和情绪要平稳安宁，排除一切杂念，放松与入静是相辅相成的，入静可以促进放松，而放松又有助于入静，二者缺一不可。

练习八段锦时一般采用逆腹式呼吸，同时配合提肛呼吸。具体做法是吸气时提肛、收腹、膈肌上升，呼气时膈肌下降、松腹、松肛。呼吸吐纳要与动作导引相互配合，起吸落呼，开吸合呼，蓄吸发呼，在每一段主体动作的松紧与动静变化的交替处，可适当屏气。

方法要记牢

第一式：
双手托天理三焦

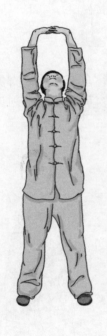

站立，双脚分开与肩同宽，含胸收腹，腰脊放松。双手从身体两侧缓缓举至头顶，十指交叉，接着翻转掌心朝上，如托物上举，同时脚后跟顺势跷起。然后两手分开，两臂内收还原。如此反复多遍。

第二式：左右开弓似射雕

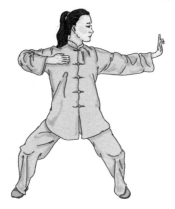

　　左脚向左踏出一步，两腿弯曲成骑马势，上身挺直，同时右臂曲肘，从胸前握拳，如拉弓弦向右，左手的中指、食指竖起，其余三指环扣，从右臂内做推弓势向左，左臂随之伸直，头向左转，眼看指尖。左右互换，如此反复多遍。

第三式：调理脾胃举单手

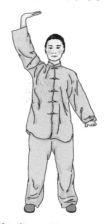

　　右手翻掌上举，五指并紧，掌心向上，指尖向左，同时左手下按，掌心向下，指尖向前。左右互换，如此反复多遍。

第四式：五劳七伤往后瞧

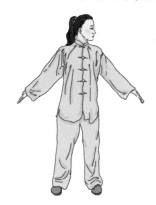

　　站立，双脚分开，双手自然下垂，头微微向右转动，稍微停顿后缓缓将头转正，再缓缓转向左侧，稍微停顿，再缓缓将头转正。如此反复多遍。

第五式：摇头摆尾去心火

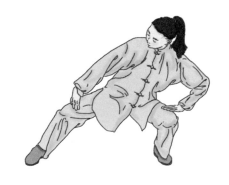

　　双膝下蹲，呈骑马步，双手反按大腿上方，上身缓缓作弧形摇转，上身从俯到仰，再从仰到俯。转动数圈后，再反方向进行，动作相同。

第六式：两手攀足固肾腰　第七式：攒拳怒目增气力

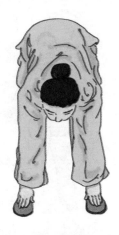

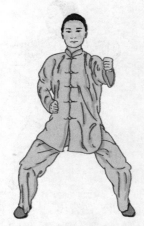

站立，两腿绷直，向前俯身，双手顺势攀在足背上，稍微停顿，然后还原，如此反复多遍。

两腿分开屈膝呈骑马势，两手握拳放在腰旁，右拳向前方出击，头稍向右转，两眼通过右拳凝视远方，左拳同时后拉。随后收回右拳，击出左拳。

第八式：背后七颠百病消

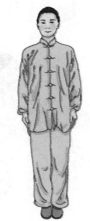

站立，双腿并拢，两膝保持伸直，双手自然下垂，手指并拢，然后将双脚足跟提起，离地1～2寸，同时头向上顶，停顿数秒，然后将双脚足跟下落着地。如此反复多遍。

📢 注意啦

❶ 练习时的衣着应适宜，习练者不能束胸、紧腰、穿高跟鞋。

❷ 过饱、过饥时都不宜练习八段锦。

❸ 患急性病、发热或发生出血、外伤情况时，应暂停练习，待恢复健康后再练。

❹ 练习时若出现头晕、胸闷、恶心等，应停止练习。

❺ 练习中和练习后应避免吹风，出汗后要避免着凉，练习后不要立即洗冷水浴。

熊戏

——健脾养胃，预防消化道癌症

熊戏是五禽戏中的一式。五禽戏是东汉医学家华佗创制的。通过模仿虎、鹿、猿、熊、鹤5种动物的形态和神态，达到强身防病的目的。常练熊戏能健脾养胃，改善不思饮食、腹胀腹痛、胃酸、胃痛、便秘、腹泻等问题，增强消化系统功能，对预防胃癌、肠癌等消化道癌症也很有帮助。

提高功效的关键

熊戏的核心在于丹田，以肚脐为中心点，以内动向外延伸，带动身体做立圆摇转。两腿要始终保持不动，固定腰胯。练习时要体会腰腹部的放松感。

方法要记牢

熊戏之熊运

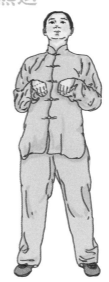

先将双手呈熊掌状放在腹部前，上身向前倾，随身体顺时针做弧形摇转，向右、向后、向左、向前，然后再逆时针进行弧形摇转，向左、向后、向右、向前。如此反复多遍。

 注意啦

❶呼吸要自然、均匀、平稳，用鼻做腹式呼吸，悠悠吸气，轻轻呼气。

❷动作要柔中有刚，切不可用僵力。

❸学习五禽戏，应由简到繁，由浅入深，循序渐进，逐步掌握。只有这样，才能打好基础，早日将五禽戏练得如行云流水般舒展、流畅。

腺癌术后康复操

第一节

摆臂运动　双脚分开与肩同宽，双臂平举，然后双手交叉于胸前，自由摆动，使上肢肌肉放松。

第二节

转肩运动　先将左手放在右肩上，然后右手抬起慢慢转动。再用同样的方法做另一侧。动作幅度不宜过大，主要锻炼上臂的旋转功能，防止肩关节僵硬。

第三节

抬臂运动　双手平举，慢慢抬高，过头顶，把右手心放在左手背上，之后双手缓缓滑至肩部。此动作能放松腋窝的皮肤，防止瘢痕萎缩。

第四节

转体运动　双脚分开与肩同宽，双臂平举，然后身体向左转，右手放在左肩上，左手放在后背部。再用同样的方法做另一侧。

第五节

伸臂运动　双手十指交叉，手心朝外，手臂尽量伸直，然后身体向左转，双手保持交叉状态并向左侧上举。再用同样的方法做另一侧。

第六节

扩胸运动　双手握拳曲肘，平放于胸前，肩关节外展，迈出左脚并打开双臂，幅度逐渐增加。

第七节

伸展运动　右手向上伸直，左手自然下垂，两臂同时向后伸。再用同样的方法做另一侧。

第八节

全身运动　双手摆动、扭转，自然带动肩关节转动，使身体处于放松状态。

肠 癌术后床上康复操

下面这套躺在床上就能做的康复操，对改善肠癌患者术后排便困难的症状非常有效。

第一步：左右摇臀

取仰卧姿势，弯曲双膝，双脚稍微分开紧踏在床上，脚后跟尽量靠近臀部，双手分别放在身体两侧，腰腹部用力，抬起臀部左右晃动，如此重复做 5 次。

第二步：头尾翘起

取仰卧姿势，双腿并拢伸直，两手十指相扣放在脖子后面。向上抬头，使上身和双脚尽量抬高，再放下，如此重复做 5 次。

第三步：左右转腰

取仰卧姿势，双腿屈膝，膝盖尽量靠近胸部，两手十指相扣环抱住膝盖，腰部缓慢发力向右转动双脚后，再向左转动，如此重复做 10 次。

第四步：仰卧起坐

取仰卧姿势，双腿并拢伸直，两手十指相扣放在头后面抱住头部，下身保持不动，上身缓慢用力抬起，放下，如此重复做 15 次。

第五步：按摩腹部

做完以上 4 步后，还是取仰卧姿势，利用休息的空闲，左手或右手放在腹部上，做旋转按摩，能促进胃肠蠕动，帮助排便。

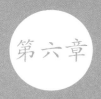

第六章

用好经络穴位，
激发抗癌力

中医认为，人如果气血不足，可累及脏腑，削弱免疫功能，容易引发疾病，时间久了还会导致聚痰蕴毒、气滞血瘀而发生癌症。而经络和穴位是人体自带的天然药房，适当刺激，能起到通畅气血、祛病缓疾的作用。用好经络和穴位，能平衡阴阳、百病不侵，并能激发人体的抗癌力。

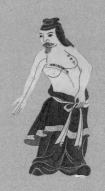

手 太阴肺经：养肺补肺，预防肺癌

《黄帝内经》中记载，"正气存内，邪不可干""邪之所凑，其气必虚"。一个人如果正气内虚、脏腑阴阳失调，邪毒就会趁机侵肺，导致痰浊内聚，气滞血瘀，蕴结于肺而易引发肺癌。而预防肺癌，主要在于补足正气，也可通过保养肺脏来实现。手太阴肺经对应的是肺脏，经常养护肺经，可起到养肺、补肺气、增强肺功能、预防呼吸道疾病和肺部疾病的作用。

敲肺经能养肺。敲肺经的最佳时间是早上 3:00~5:00，此时肺经当令，但这时人们多在睡眠中，可选择同为太阴经的足太阴脾经的运行时间（上午 9:00~11:00）来疏理肺经。敲打肺经时，可以对太渊、鱼际等穴位重点敲打，以增强对肺经的刺激作用。敲肺经的方法：左手自然下垂，右手握空拳，从左肩窝开始沿着手太阴肺经的经络循行路线反复敲打 3 ～ 5 遍。然后换手，用同样的方法敲打右边的肺经。敲打肺经时如果遇到痛点，可按揉痛点 3 ～ 5 分钟，1 天 1 次。坚持一段时间痛点消失，说明肺经运行已通畅。

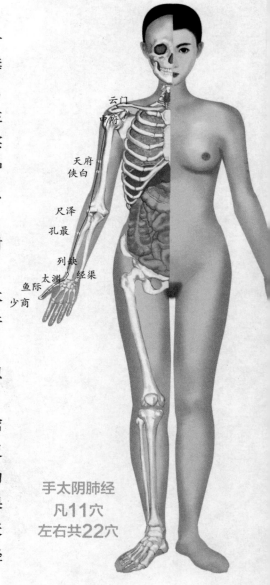

云门
中府

天府
侠白

尺泽
孔最

列缺
太渊 经渠
鱼际
少商

手太阴肺经
凡11穴
左右共22穴

手 阳明大肠经：调理便秘，预防肠癌

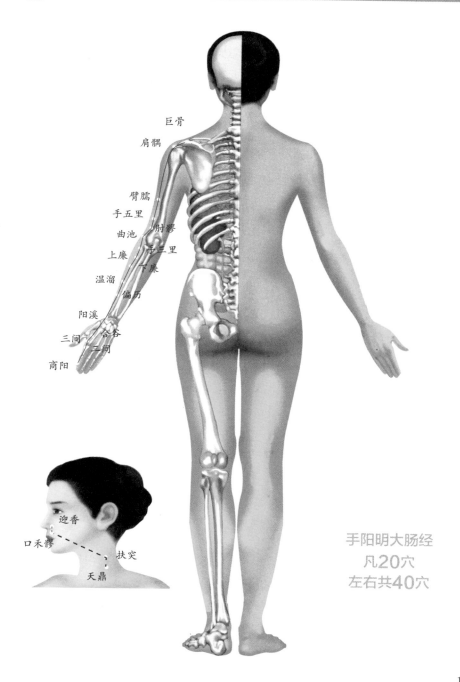

巨骨
肩髃
臂臑
手五里
曲池
肘髎
手三里
上廉
下廉
温溜
偏历
阳溪
三间
合谷
二间
商阳

迎香
口禾髎
扶突
天鼎

手阳明大肠经
凡20穴
左右共40穴

《素问·灵兰秘典论》云："大肠者，传道之官，变化出焉。"大肠为六腑之一，此句把大肠比喻为"传导之官"，形象地总结了大肠的主要功能为传导水谷糟粕。饮食经小肠消化吸收后，其糟粕部分下输大肠，由大肠继续吸收其中的水分，其余变为粪便，然后排出体外。大肠是人体代谢产物排出的主要途径之一，如果大肠的功能失常，就会出现便秘或泄泻，进而易导致邪实的蓄积或津液的损耗，影响人体健康。所以经常刺激大肠经，可促进大肠蠕动，加快渣滓糟粕排出，起到润肠通便，调理便秘以及预防胃肠道疾病的作用。便秘与肠道的健康状况密切相关，长期便秘容易引起结肠和直肠的炎性疾病，有促进局部癌变的可能，会增加患肠癌的风险。

轻敲手阳明大肠经可养护肠道健康。大肠经有 40 穴，敲大肠经时要以商阳穴、合谷穴、手三里穴、曲池穴、肩髃穴、迎香穴为主要穴位，每穴叩击 1 分钟左右，直至皮肤发红、发热。其他穴位可以用手掌拍击 10 分钟左右，然后换手拍另一侧。

足 阳明胃经：养胃助消化，预防胃癌

足阳明胃经简称胃经。足阳明胃经分布在身体的正面，从眼部下边的承泣穴开始向下走，一直到脚部的厉兑穴，贯穿全身。经常敲打胃经，可以充实胃经的经气，使它和与其相联系的脏腑的气血充盛，这样脏腑的功能就能正常发挥，就不容易被疾病"打败"。敲打胃经还能健脾养胃，使胃经通畅，切断胃病发展的通路，能起到预防胃病和胃癌的作用。同时还能帮助癌症患者改善有气无力、面色萎黄、恶心、呕吐、食欲不振等症状。

敲打胃经能健脾养胃。敲打胃经的方法：双手手心向下放在大腿根部，左手不动，右手握拳。然后用左手来回地搓，右手用力地敲，这一搓一敲就能很好地刺激大腿正前侧的胃经，这样每做完10遍后，可以换一次手，右手来回地搓、左手握拳用力敲，每天15分钟即可。每天早上7:00~9:00是胃经经气最旺的时段，此时敲胃经效果最好。另外，每个季节的最后一个节气都是脾胃之气最强的时段，此时也适合养护胃经。

胃经属阳经，与足太阴脾经相表里，敲打胃经的同时再敲一敲脾经，防病抗癌的效果更佳。

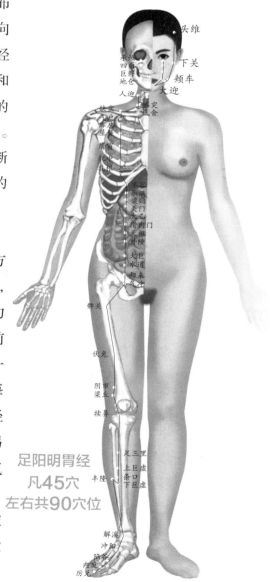

足阳明胃经
凡45穴
左右共90穴位

足 厥阴肝经：疏肝解郁能防癌

　　肝为风木之脏，肝气升发，喜条达而恶抑郁。当人长时间处于焦虑、抑郁等不良情绪中，总是不开心，这就是肝被"堵"住了，中医称为"肝气郁结"。

　　肝气"堵"住了，跟它同属于消化系统中的脾往往最易受伤。当人肝气不舒、肝气郁结时，会导致疏泄功能下降，表现为消化系统功能异常。因为人的脾胃需要肝气协调，肝郁出现后，脾的运转也会受到影响。肝和脾相互影响，肝不好，会引发脾不好；而脾不好，也会导致肝气运转不畅，两者互相影响，互为因果。

　　脾主运化，负责食物的吸收运化和水谷精微的输布，它如果受了伤，得不到及时解决，就容易产生痰浊等垃圾，且这些垃圾很难清除。最终这些垃圾会循着经络在体内到处流窜，而其落脚点就成了肿瘤的生长地：痰浊流落到甲状腺，就可能形成甲状腺结节；流到子宫，就可能形成子宫肌瘤；停在乳腺，就可能形成乳腺增生；严重的，到胃里，可能促成胃肿瘤；到肝里，可能促成肝肿瘤。据统计，80%的疾病与不良心理因素有关，而不良心理因素，主要是肝气郁结。甲状腺结节、乳腺结节、消化系统肿瘤，以及女性的大部分肿瘤，多与肝气郁结相关。因此，防癌抗癌应当重视疏肝解郁，让肝气舒展。足厥阴肝经是肝气运行的通道，合理地疏通这条经络，可以起到疏肝理气、调节情志的作用，使肝脏得到良好的保养。

　　疏通肝经的方法为：对于循行于大腿内侧的肝经，可用敲打的方法刺激，操作时端坐在舒适的椅子上，全身放松，两条大腿微微向外展开，双手握拳，用手背拳头关节敲打肝经，从阴廉开始敲，经过足五里、阴包、曲泉，到膝关结束。然后再从头开始敲下一次，每侧敲3～5分钟。对于循行于胸腹部的肝经，可用按揉的方法刺激，由期门穴处沿经络向下按揉，每侧按揉3～5分钟。晚上19:00~21:00敲打或按揉肝经效果好。

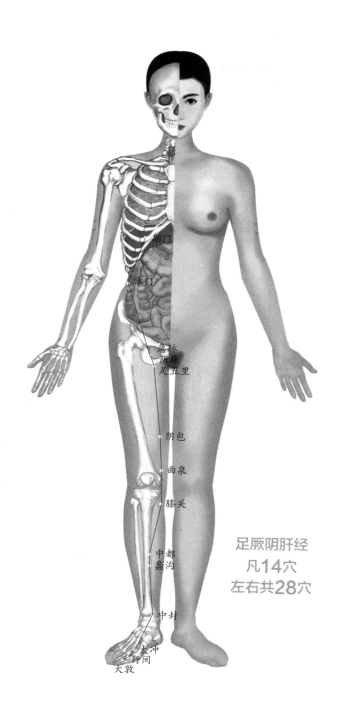

期门

章门

急脉
阴廉
足五里

阴包

曲泉

膝关

中都
蠡沟

足厥阴肝经
凡14穴
左右共28穴

中封

太冲
行间
大敦

任 脉：防其瘀堵不易生癌肿

　　任脉位于人体正中线上，起于小腹内，出会阴部后，上行至下颌。中医认为，任脉通，不易生瘤。五脏六腑基本分布在上半身，任脉通则脏腑通。大量的中医实践证明了任脉畅通确实是不易生瘤、预防癌症的关键所在。打通任脉预防癌症，关键是任脉的"核心通道"一定要畅通，任脉上最容易瘀堵的"核心通道"就是膻中穴到中脘穴这一段，只要把这一段疏通好，整个任脉就很容易打通。

　　想要疏通任脉，起到预防癌症的作用，可以试试以下简单有效的艾灸方法：开始先灸中脘穴，时间长一些，灸20～30分钟，如果觉得胸闷，堵得厉害，就先不换地方，继续灸中脘穴2～3天，觉得好像通一点了，再灸巨阙穴和膻中穴。刚开始灸膻中穴时间一定要短一些，这个穴位靠近心脏，因为中脘还没有完全灸通，如果灸膻中穴时间过长的话，任脉气血下行时，容易在中脘部位造成瘀堵，气会往上翻或者往旁边走，会让身体感觉不舒服。整体方案是：中脘穴灸的时间稍长，膻中穴灸的时间要短，慢慢灸通。

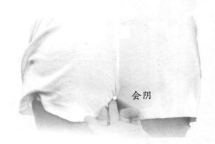

会阴

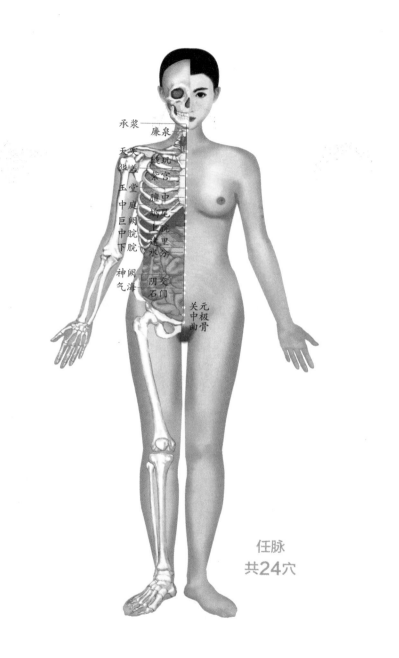

承浆
廉泉
天突
璇玑
华盖
紫宫
玉堂
膻中
中庭
鸠尾
巨阙
上脘
中脘
建里
下脘
水分
神阙
阴交
气海
石门
关元
中极
曲骨

任脉
共24穴

督 脉：补足阳气，增强抗癌力

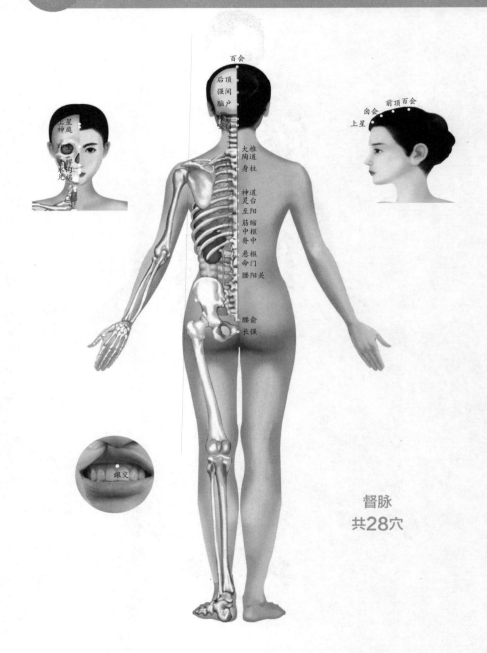

督脉
共**28**穴

督脉起始于躯干最下部的长强穴，沿着脊柱上行到风府穴，进入头部，上至巅顶，沿额下行到鼻柱。督脉走背部正中，而背为阳，督脉对全身阳脉有统率、督促的作用，督脉有"阳脉之海"和"总督诸阳"的说法。它连接着人体的手三阳和足三阳，也就是6条正阳经：胆经、胃经、小肠经、大肠经、膀胱经、三焦经。

阳气不足的人更容易诱发癌症。中医认为，癌症的发生由于"血瘀""痰凝"等致病因素聚集在一起，这些物质均为阴邪之物，是癌症"标实"的表现。当人体阳气充足时，身体内的津液、水饮运化皆处于正常状态，体内的一些代谢废弃物也能及时排出体外，发生癌症的风险也会随之降低。反之，阳气不足会导致体内脏腑、经络运行不畅，过多的病理产物堆积在体内，会引起气血津液运行失常，最终化为"血瘀""痰凝"，二者相互交结，最终易引发癌肿。

保持督脉气血充足、通畅，可使人体阳气充盈，让人感觉筋骨舒展、精力旺盛。具体的方法有：

1. 敲督脉。使用捶背工具沿背部正中线，从骶部向上拍打至大椎穴，一定要注意方向，自下向上是"补"，反方向则为"泻"。

2. 灸督脉。把艾条放于艾灸盒中点燃，灸背部的督脉。

3. 背部撞墙。靠墙放松站立，用背部向后撞击墙壁，待身体弹回后再次撞击，可起到通畅督脉的作用。

4. 晒督脉。阳光灿烂时，可到户外晒背、晒头顶，用大自然的阳气温煦阳经。

关 元穴：温补阳气，提升抗癌力

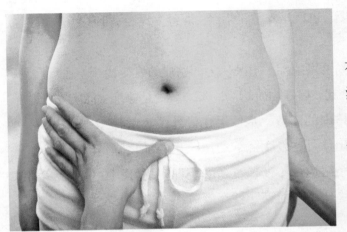

【功效解析】

在传统中医理论中有"百病寒为先"的说法，认为人生病，多是由寒气造成的。其实，癌症的发生也跟寒气有密切关系。既然病从寒气来，预防的关键就是要对付寒气。在人体的腹部，就有对付寒气的克星——关元穴。关元穴同时为任脉穴位、小肠募穴和足三条阴经的会穴，有培元气、补肾气、暖下元的作用。同时，关元穴能强身健体、平衡阴阳、疏通经络，是人体重要的保健穴位，刺激关元穴可以强健身体、调和阴阳，其中有一个很重要的作用就是预防癌症。

【取穴方法】

取仰卧的姿势，肚脐中线往下3寸（约四横指）处即为关元穴。

【刺激方法】

方法1：首先可以以关元穴为圆心，用左手掌或右手掌按顺时针及逆时针方向摩动3～5分钟，然后随呼吸按压关元穴3分钟。

方法2：点燃艾条，在距离皮肤2～3厘米的位置，对着关元穴灸10～15分钟，以全身感觉温热、皮肤略微发红为宜。

鱼际穴：滋养心肺，防癌关键穴

【功效解析】

鱼际穴是强肺的养生要穴，有"保命穴"之称。刺激鱼际穴，能促进血液循环，疏通脉穴，可增强肺主皮毛的功能，帮助人体增强抵御外邪的能力，经常按摩鱼际穴可起到一定的

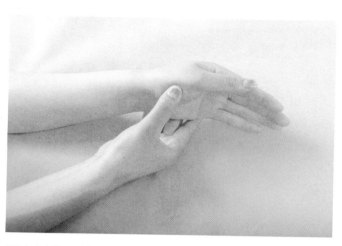

抗病防癌的作用。按摩鱼际穴还能滋养心脏，对缓解心脏方面的疾病有一定的作用。中医认为，心为君主之官，主血，人体血液循环的动力源于心气的推动。如果心脏功能好，血液循环通畅，脏腑和谐，则不易生疾病；心脏功能不好，心气虚，血行无力，身体就容易出现瘀滞，而身体长期瘀滞就容易引发癌症。

【取穴方法】

摊开手掌，在大拇指根部有块明显突起的肌肉，这个地方叫作大鱼际。在这块突起肌肉的中间，也就是大拇指根部和手腕连线的中点，就是鱼际穴。

【刺激方法】

用右手大拇指按揉左手大鱼际部位，按揉至手掌发热，然后换左手大拇指按揉右手大鱼际，如此每天按摩 2～3 次，每次大约 1～2 分钟。

血 海穴：补血养肝又防癌

【功效解析】

脾经所化之血会在血海穴聚集，如大海，纳百川，故名血海，有化血为气、补血养肝的功效。每日坚持按揉血海穴，可起到预防乳腺癌、子宫癌、胰腺癌、前列腺癌的作用。

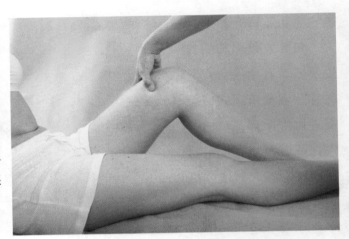

【取穴方法】

坐在椅子上，将腿绷直，在膝盖内侧会出现一个凹陷的地方，在凹陷的上方有一块隆起的肌肉，肌肉的顶端就是血海穴。

【刺激方法】

方法1： 可将两手的大拇指重叠放在血海穴上，每一侧3分钟依次按揉，力度以有微微酸胀感为宜。

方法2： 艾炷灸5～7壮，艾条灸10～20分钟。

操作的最佳时间为上午9:00~11:00点，此时是脾经经气运行最旺盛的时候，人体的阳气也正处于上升趋势，运化脾血、养护肝血的效果最为显著。

神 阙穴：培元固本，预防腹部肿瘤

【功效解析】

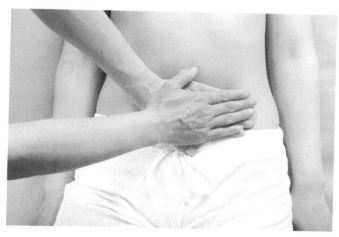

神阙穴就是肚脐，是连接脐带的地方，它处于人体阴阳相交的地方，诸气会聚之处。人体先天的强弱与此穴密切相关，故被称为"先天之本源，生命之根蒂"，所以古人有"脐为五脏六腑之本""元气归脏之根"的说法。经常刺激神阙穴，可平衡阴阳、培元固本、益气养血、调和脏腑，对胃癌、子宫癌、大肠癌等腹部肿瘤有不错的预防作用。有研究还发现，艾灸神阙穴能增强巨噬细胞的吞噬能力，增进 NK 细胞（自然杀伤细胞）的活性，有助于提高机体免疫力，具有抑制癌细胞生长、减少放化疗损伤的作用。

【取穴方法】

仰卧，在肚脐正中取穴。

【刺激方法】

方法 1：每天临睡前，将双手掌心搓热，双手左下右上叠放在神阙穴上，顺时针摩 100 下，每天 1 次。

方法 2：点燃艾条后在神阙穴附近进行回旋灸或者温和灸，艾条距离皮肤大概 5 ～ 10 厘米，时间以 5 ～ 10 分钟为宜，灸到局部皮肤发红，热力渗透为度。

足 三里：调和阴阳，少生癌肿

【功效解析】

足三里是胃经的合穴，有调和阴阳、扶正培元、健脾和胃的功效。足三里调和阴阳、扶正培元的功能可起到不错的抗癌防癌作用，人体只有在脏腑阴阳协调平衡的状态下，才会保持

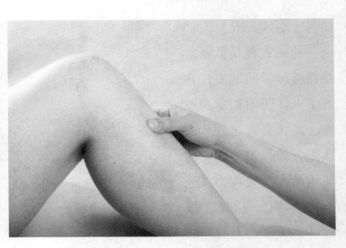

机能正常、正气充沛，具备强大的抗病能力。正气是阴精和阳气的结合体，有自我调节、抗病防邪，病后或虚弱时进行自我修复的作用。阴阳失衡会引起阴精和阳气失调，进而使正气亏虚，当正气虚弱到一定程度，失去了自身防病御病的功能时，就会导致浊邪长期停滞体内，酿生癌毒，生成癌瘤，此即古人所说的"正气虚则成癌"。刺激足三里穴还能增强消化功能，这样就能充分吸收食物里的营养，为身体抵抗癌细胞提供最基础的物质支持和动力。

【取穴方法】

取正坐或者仰卧的姿势，外膝眼下三寸（四个横指）的位置就是足三里穴。

【刺激方法】

拇指指面着力于足三里穴位之上，垂直用力，向下按压，边按边揉，其余 4 指握拳或张开，起支撑作用，以协同用力。让刺激充分达到肌肉组织的深层，产生酸、麻、胀、痛等感觉，持续数秒后，渐渐放松，如此反复操作数次。每天可按摩 2～3 次，每次 15 分钟即可。

神 门穴：放松减压，养心防癌

【功效解析】

神门是心经原穴，是心经的动力之源。心藏神，主神明，既主宰思维情志，又协调各脏腑之精气，因此神门穴又被称为"人体精气神的大门"。中医认为神门穴所输出的气血性质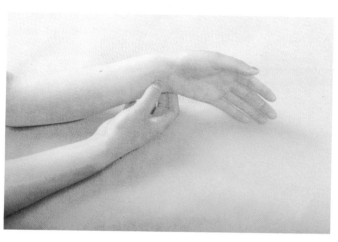与心经本源相同，能直接补心经元气，平阴阳，有补心益气、安神的功效。现代人普遍压力大，生活规律差，很容易损伤心气，常刺激神门穴能减压、养心，有助于平和心态，产生向上的、前进的、热情的力量，能够发挥出巨大的潜力，调动全身抗击癌细胞，增强自身免疫功能。

【取穴方法】

掌心朝上，手腕横纹处，从小指延伸下来，到手掌根部末端的凹陷处。

【刺激方法】

端坐仰掌，手微屈，用另一手的拇指指尖掐按神门穴，力度宜适中，不可过大，有酸胀感即可。每次掐按 2～3 分钟，左右手交替，早晚各做 1 次。

第七章

"饿死"癌细胞，
吃出抗癌力

来自全世界的研究结果表明：大多数的癌症都是能预防的，而膳食营养因素在预防癌症中起着至关重要的作用。通过平衡、合理的膳食，可预防全世界 30% ～ 40% 的癌症，全球每年可减少 300 万～ 400 万癌症患者，仅在膳食中增加蔬菜和水果的摄入量，就可避免全球 20%（或更多）的人患上癌症。

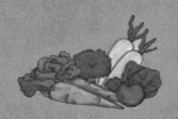

防 癌膳食模式推荐

全球公认的三种最佳饮食模式：DASH 饮食模式、TLC 饮食模式、地中海饮食模式，它们不仅对体重、心脏病、糖尿病等的管理有益，同样也具有防癌功效。

DASH 饮食模式

DASH 饮食模式是全球医学界首次明确提出的降压饮食模式。它建议人们低油、低钠饮食，并且多吃富含钾、钙、镁以及高膳食纤维、不饱和脂肪酸等能帮助降血压的食物。DASH 饮食模式不仅对预防高血压有效，而且是预防癌症的推荐饮食模式。

DASH 饮食模式简而言之就是要多吃丰富的水果、蔬菜、全谷类食物，肉食上优先选择鱼类，次之禽类，再次之猪、牛、羊肉。此外，还要限制盐、糖、饱和脂肪酸的摄入量。结合我们日常饮食的做法为：每天主食做到粗细搭配，比如在做米饭时精米搭配杂粮；每天吃 3～5 种蔬菜，200～400克水果；改变口味，用醋、柠檬汁等代替部分盐的调味；坚果类含有丰富的不饱和脂肪酸，但一次不要吃太多；烹饪方式尽量选择蒸、煮等少油的方式。

TLC 饮食模式

该饮食方式全部采用低脂肪食物，同时多吃可阻止消化道吸收胆固醇的食物，如梨、苹果、香蕉等水果以及豆类。多吃富含 ω-3 脂肪酸的鱼类，如金枪鱼、沙丁鱼等。研究表明，坚持 TLC 饮食模式 6 周可将"坏胆固醇"水平降低 8%～10%，有益于改善心血管健康。

所有饮食构成要素中，脂肪与癌症关系最密切，特别是乳腺癌、大肠癌与前列腺癌。因此 TLC 饮食模式同样具有一定的防癌功效。

结合我们日常饮食的做法为：多吃蔬果、鱼肉等，避免摄入肥肉、动物内脏等，限制甜食、糕点、含糖饮料的摄入。早餐可选择无糖酸奶等，减少脂肪和糖的摄入，搭配一份全麦面包；午餐可选择鱼肉或鸡肉、米饭、土豆、苹果；晚餐为杂粮米饭、绿叶蔬菜、一小把坚果。

地中海饮食模式

"地中海饮食"泛指希腊、西班牙、法国和意大利南部等处于地中海沿岸的南欧各国以五谷杂粮、蔬菜水果、鱼类、豆类和橄榄油为主的饮食模式，其成分特点是低脂、低热量、高蛋白质、高膳食纤维。

地中海饮食有助于预防癌症是因为新鲜蔬果、豆类、鱼和橄榄油中抗氧化剂和抗炎营养素含量高，其在对抗癌细胞的变性和癌细胞增殖中具有重要作用。

"地中海饮食"可根据中国的民族习惯和地域特点进行些许调整，其基本原则如下：

1.烹调时用植物油代替动物油及各种人造黄油，尤其推荐橄榄油。

2.每周吃两次鱼虾或禽类食品，适量增加乳制品的摄入量，最好选用脱脂或低脂乳制品。

3.限制红肉的摄入量，总量以不超过 350～450 克为宜，尽量选择比较瘦的红肉。

4.以种类丰富的植物性食物为基础，包括杂粮、蔬菜、水果、豆类、坚果等。

5.适量喝点儿红酒，在进餐时饮用,避免空腹饮用。

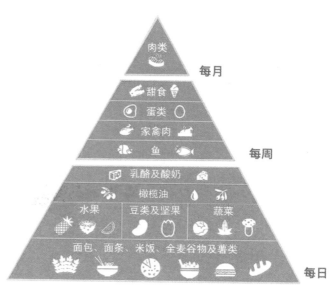

这 8种营养素是抗癌小能手

癌细胞是身体里"叛变"的正常细胞，导致正常细胞"突变"的因素有很多，而能减少或预防正常细胞"突变"的因素也有很多，比如某些抗氧化营养素。这些营养素存在于常见的食物中，常吃富含这些营养素的食物，有助于防癌抗癌。

膳食纤维

我们肠道中有很多致癌物质，比如多环芳烃、杂环胺等，膳食纤维能吸附这些有毒有害物质，并将其排出体外，延缓和减少重金属、致癌物等有害物质的吸收，从而降低患肠癌的风险。膳食纤维的最佳来源是全谷类食物，特别是麦麸。动物实验也证明，麦麸有对抗结肠癌的作用。

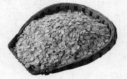

燕麦

维生素A

流行病学调查表明，人体从食物中吸收维生素 A 的多少与癌症的发生率呈负相关。动物实验表明，维生素 A 能抑制肿瘤的发生，缺乏维生素 A 的小鼠容易患上癌症。临床治疗表明，维生素 A 在一定程度上能够抑制化学诱导的乳腺肿瘤和支气管多鳞细胞癌维生素 A 含量最多的食品是动物肝脏、鸡蛋和奶类。黄绿色的新鲜蔬菜和水果富含胡萝卜素，胡萝卜素是维生素 A 原，在人体内能转化为维生素 A。

菠菜

鸡蛋

胡萝卜

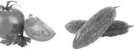

维生素C

维生素C是胃癌的化学预防因子，较高的维生素C摄入还能降低胰腺癌、食管癌、肺癌、喉癌和宫颈癌的发生率。人体中对维生素C比较敏感的有神经胶质瘤细胞、淋巴瘤细胞、乳腺癌细胞、卵巢癌细胞、肺癌细胞和膀胱癌细胞等。维生素C主要来源于新鲜的蔬菜和水果，如西红柿、苦瓜、柿子椒、猕猴桃、橙子等。一般来说，蔬菜中维生素C的含量大于水果。常吃富含维生素C的食物，对增强免疫功能，预防癌症有较好的帮助。

西红柿　　　　苦瓜　　　　橙子

部分蔬菜水果的维生素C含量表 （毫克/100克食物）

高水平 >40	较高水平 20～40	中等水平 5～20	低水平 <5
芥菜头	毛豆	冬瓜	南瓜
油菜	甘薯	黄瓜	苹果
菜花	白萝卜	丝瓜	梨
蒜苗	红萝卜	桃	海棠
青蒜	圆白菜	杏	黄豆芽
香椿	小白菜	番茄	茄子
柿子椒	芹菜	香蕉	山药
大枣	菠萝	胡萝卜	芋头
金花菜	草莓	韭黄	西瓜
香菜	韭菜	马铃薯	李子
柑橘	藕	四季豆	冬笋
雪里蕻	菠菜	绿豆芽	蘑菇
芥菜	栗子	白兰瓜	葡萄
大白菜	茴香	苦菜	紫菜
苦瓜	葱头	豌豆	瓠瓜
辣椒	橙子	甜瓜	莴苣
桂圆	金枣	白扁豆	茭白
山楂	柠檬	大葱	西葫芦
猕猴桃	蒜	洋葱	苤蓝

硒

硒是一种较好的抗氧化剂，有助于清除人体内产生的各种自由基，这对癌症的

虾

坚果　　　　鱼

预防很重要。硒能抑制致癌物的活性并加速解毒，例如含硒的一种酶（谷胱甘肽过氧化物酶）能催化有机过氧化物的还原，还能破坏一些更强烈的致癌物（如化学致癌物在体内形成的环氧化物）。硒可以刺激环磷酸腺苷（cAMP）的积累，它能抑制癌细胞中DNA的合成，阻止癌细胞的分裂与生长，由于抑制了细胞分裂，更为致癌物的解毒和DNA的修复提供了时间。

富含硒的食物有鱼、虾、乳类、动物肝脏、肉类、坚果类（如核桃、瓜子）等。

铁

铁元素缺乏与发生胃和食道肿瘤有关。贫血者抵抗力下降容易患癌。含铁丰富的食物有动物肝脏、

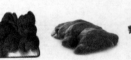
肝　　　　牛肉　　　　芹菜

红肉等，此外，含铁较多的食物还有芝麻酱、葵花子、小米、芹菜、黑木耳等。

碘

缺碘易患乳腺癌，碘摄入量较高的国家，如日本，乳腺癌的发病率较低，低碘饮食会使乳腺癌、卵巢癌和子宫内膜癌的发病率增加。含碘丰富的食物有海带、紫菜等海产品，以及加碘盐。

海带

紫菜

钙

研究显示，如果每天摄入 800 毫克以上的钙质，就能使患结直肠癌的危险减少

牛奶

豆腐

酸奶

46%，并且钙元素摄入较多的结直肠患者的寿命更长。牛奶、酸奶、奶酪等奶制品不仅含钙量高，而且吸收利用率高，是钙的最佳来源。豆腐、豆皮、豆干等豆制品及芝麻酱、虾皮的含钙量也较高，应常吃。此外，还可多吃小白菜、油菜等绿叶菜。

镁

法国学者发现，凡是土壤含镁多的地方，癌症的发病率就有偏低的倾向，而土

辣椒

糙米

核桃

壤中镁含量低的地区，癌症的发病率也较高。动物实验中发现：喂给大鼠缺乏镁的饲料，在 2 个月以后便患上了癌症。学者认为缺镁可以导致染色体畸变，而这种变化可进而诱发癌症。也有研究证实，富含镁的食物能减少女性患结肠癌的概率。补充镁可以多吃富含镁的食物，如糙米、麦片、荞麦、辣椒、豆类、蛋黄、核桃、香蕉等。

青色食物
——预防直肠癌

　　青色也就是绿色，青色食物主要包括绿叶蔬菜和瓜果，如芹菜、菠菜、韭菜、油菜、空心菜、青椒、黄瓜、西兰花、豌豆等。青色食物富含膳食纤维，能清理肠胃防止便秘，减少直肠癌的发病率。常吃绿色蔬菜能让身体保持酸碱平衡，有效预防癌症的发生。

黑色食物
——抗氧化、抗恶性肿瘤

　　黑色食物主要有黑米、黑豆、香菇、黑木耳、海带、紫菜、黑芝麻、桑葚、乌鸡、甲鱼、墨鱼等。黑色食物富含抗氧化物质，具有清除体内自由基、抗氧化、降血脂、抗恶性肿瘤等作用。黑色食物还有补肾、抗衰老、调节机体免疫功能的作用，适合手术后、放疗或化疗后出现骨髓抑制、血象低、体质虚弱的癌症患者食用。

白色食物
——预防恶性肿瘤的发生

　　白色食物主要包括面粉、大米、糯米、土豆、山药、白萝卜、菜花、茭白、银耳、鱼肉、鸡肉、火龙果（白心）、百合、莲子、牛奶等。此类食物富含蛋白质、淀粉、糖分等营养物质，能够为人体提供很多必需的营养物质，对提高机体免疫力有很好的帮助，从而发挥其抗癌的功效，能预防恶性肿瘤的发生。

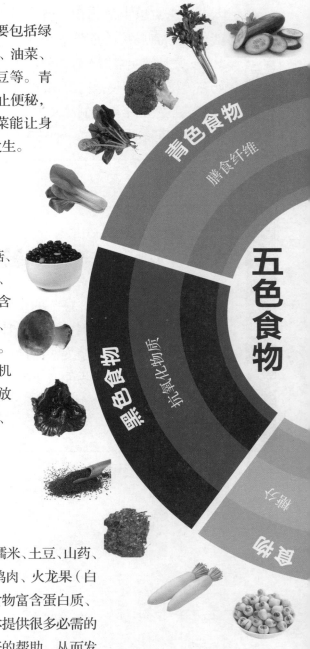

青色食物　膳食纤维

五色食物

黑色食物　抗氧化物质

白色食物

黄色食物

——预防、控制消化系统癌症

黄色食物主要包括五谷、豆类及其制品，还有黄色的水果和蔬菜以及蛋类，如小米、玉米、南瓜、黄豆、黄花菜、柿子、橙子、橘子、柚子、菠萝、木瓜、芒果、枇杷、香蕉、鸡蛋、鸭蛋等。黄色食物富含维生素A、维生素D、膳食纤维和果胶，能有效清除人体内的致癌物等有害物质，保护胃肠黏膜，对预防和控制食管癌、胃癌、肠癌等消化系统癌症有一定的作用。

赤色食物

——调节免疫力、对抗癌症

赤色即红色，主要包括番茄、胡萝卜、红辣椒、大枣、山楂、红苹果、草莓、樱桃、西瓜、猪肉、牛肉等。红色食物富含番茄红素、胡萝卜素、铁、抗氧化剂，能消除人体内的自由基，保护正常细胞，减少正常细胞恶变的发生，能调节免疫力，更好地对抗癌症。部分赤色食物具有健脾益气、滋阴养血的功效，可用于辅助调理癌性贫血或者纠正放化疗后的体虚。

需要注意的是，合理食用五色食物，能够对预防癌症起到一定的作用，但关键是要合理搭配，切忌偏食某一颜色的食物，或过分强调忌口。五色食物都要吃才利于抗癌。

这 些饮食习惯最易致癌

　　饮食与癌症的发生风险密切相关，健康的饮食习惯可预防癌症的发生。研究发现，2017 年全球范围内有 1100 万人死于饮食风险，其中心血管疾病、癌症、2 型糖尿病是饮食相关死亡的主要疾病，尤其是在中国，饮食问题导致的心血管疾病与癌症死亡率位居全球榜首，可见改变饮食习惯的必要性。哪些不良饮食习惯，容易"吃"出癌症？

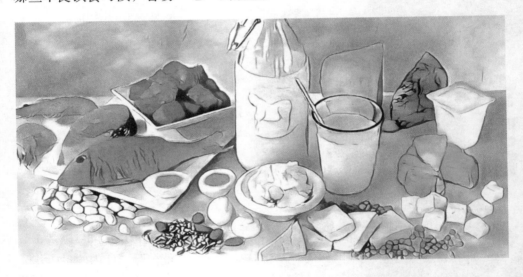

高盐饮食

　　高盐饮食可刺激胃黏膜，会对胃黏膜造成伤害，进而引发胃炎或者胃溃疡，同时也会增加患胃癌的风险。成年人每天食盐的摄入量不宜超过 5 克。减盐的小窍门：减少在外就餐；使用限盐勺等量具，控制每天盐的摄入总量；使用低钠盐、低钠酱油或限盐酱油；少放调味品，可改用葱、姜、蒜、醋、花椒、辣椒等给食物提味；菜肴九成熟时或出锅前再放盐；尽量选购新鲜食物，少选加工食品；尽量少吃酱菜、腌制食品及其他过咸食品。

发霉食物不舍得扔

随着生活水平的提高，很多人已经过上了不愁吃穿的日子，但是，节约是中华民族的优良传统，人们心底对于浪费还是无法接受的，比如食物发霉了不舍得扔掉，但霉变食物继续吃，会增加患癌的风险。霉变食物含有致癌物质黄曲霉毒素，比如发霉的玉米、花生、瓜子。黄曲霉毒素具有很强的肝脏毒性，以及致畸、致癌、致突变作用，被世界卫生组织列为一级致癌物，属于明确的人类致癌物，易引发肝癌，还可诱发骨癌、肾癌、直肠癌、乳腺癌、卵巢癌等。

吃得太烫

长期吃过烫的食物，会加大患食管癌的概率，由于食管壁的黏膜十分脆弱，能承受的最高温度不能超过60℃，如果自己感受到过烫时，温度往往都会高于60℃，远远超过了食管能承受的温度，此时便会造成食管黏膜受损。长期持续性的刺激就很可能会导致黏膜发生病变，从浅表性炎症、溃疡发展成恶性增生，增大患食管癌的风险。不仅如此，长期食用烫食还会对口腔、胃黏膜造成浅表溃疡，进而诱发慢性口腔黏膜炎症、萎缩性胃炎等，甚至会诱发口腔癌、咽癌、胃癌等。

过量摄入甜食

因为甜食吃得太多会引起肥胖，而肥胖是多种癌症的隐患，尤其对于肥胖儿童来说，将来患胃癌、胰腺癌、膀胱癌等的概率都远远大于体重正常的儿童。浙江大学营养与食品安全所曾对4000万人进行大数据分析，发现肥胖会增加18种癌症的发生风险。BMI（体重指数）每增加5个单位，食管癌、子宫内膜癌等18种癌症的发生风险会相应提高2%～48%。因此，预防癌症的一个重要对策是尽量减少日常生活中含糖高的甜食、精制糕点等的摄入，每天摄入糖的总量不要超过50克。

用报纸包食物

报纸上印满了油墨字，油墨中含有多氯联苯，多氯联苯是一种毒性很强的致癌物质，它的化学结构跟农药差不多，它能使肝脏脂肪发生变性，还能引起人体细胞变异，破坏人体细胞遗传基因，危害下一代。另外，多氯联苯不能被氧化，也不能被水解，一旦进入人体，极容易被脂肪、大脑、肝脏吸收并贮存起来，很难排出体外。用报纸包食物，致癌物质多氯联苯会渗入食品中，然后随食物进入人体，会让人出现中毒症状，甚至引发癌症。

过量摄入反式脂肪酸

反式脂肪酸又叫作氢化脂肪酸，被广泛用于各种煎炸、烘焙食品中，研究表明，常吃含有反式脂肪酸的食物，不仅容易诱发癌症，而且还极易引发冠心病、哮喘等。购买食物时，凡是配料表中标有氢化植物油、人造脂肪、人造黄油、人造奶油、转化脂肪、代可可脂、植脂末、起酥油等成分的，就说明该食物含有反式脂肪酸，应尽量少吃或不吃。另外，还要少吃油条、油饼、炸糕等油炸食物，因为烹调这些食物时由于油温过高，油中的部分顺式脂肪酸会转为反式脂肪酸。世界卫生组织在最新的指南中指出，反式脂肪酸并非人体必需的脂肪酸，人们应控制反式脂肪酸的摄入量，对于一个成年人而言，每天反式脂肪酸的摄入量不宜超过 2.2 克。

减 少致癌物的烹调技巧

在烹调食物的过程中如果操作不当，可能会产生致癌物质，对我们的健康不利，那么怎样烹调食物才能减少致癌物的产生呢？

炒菜时加醋、勾芡

在烹饪中减少致癌物的产生，要尽可能多地保留维生素C。因为维生素C可阻断亚硝基化合物（一种可导致消化道癌症的物质）的形成。炒菜时加醋调味的好处：一是保护食物中的维生素C，因为维生素C在酸性的环境下更加稳定；二是加醋能促进维生素C的吸收。另外，炒菜时减少菜肴中维生素C的损失，最好的做法是别倒掉炒出的菜汁。如果在炒小白菜、西红柿等比较容易出汤的菜时，可在出锅前勾点儿芡，让水淀粉把菜汁浓缩起来，以尽可能多地保留蔬菜中的维生素C。

裹层面糊再煎炸

煎炸的菜品中，多以肉类为主。比如，炸鸡块、煎鱼等。煎炸这类食物时，其中的蛋白质经过高温可产生大量的多环芳烃、杂环胺类强致癌物。要想减少致癌物的产生，可将食材均匀地裹上一层厚度适中的面糊（可用蛋清、淀粉混合）再下油锅煎炸。这样做可以不让食材直接在高温的油里加热，可最大程度减少这两类致癌物的产生。

另外，在煎炸食物时应控制好油温，缩短煎炸时间。煎炸时油温越高，产生的有毒和致癌物就会越多。煎炸时温度控制在150℃以下（用中火加热）比较理想，此时产生的油烟很少，食物放进去后会大量起泡，但不会马上变色。如果油大量冒烟或食物变色太快，说明温度过高了。如果油温过高，煎炸时间最好不要超过两分钟。

炒完一道菜后马上刷锅

炒完一道菜后一定要把锅刷干净再炒下一道菜，因为黑色的锅垢反复受热后，会产生苯并芘等致癌物，对健康无益。此外，炒完菜后，别急着关抽油烟机，最好再继续开 5 ～ 10 分钟，因为厨房里的油烟会产生致癌物，长期吸入容易诱发肺部组织癌变。

要用新油炒菜

很多人不舍得扔掉油炸过的油，还会用其来高温炒菜或油炸。但这种做法非常不可取，因为油经过高温加热会产生有毒的油脂氧化产物和反式脂肪酸，当继续使用这种油高温烹调时，致癌物的生成量会急剧增加。这类油应该避免高温加热，可用来做炖菜或者做花卷等面点。

这样烧烤更健康

用电和气取代炭火，减少木炭产生的油烟和烟雾，减少高温烧烤的时间；食材以蔬菜为主，也可以把菠萝、木瓜等水果加进烤串里，营养更均衡，降低危害；剔除肉类可见的脂肪，因为肥肉更容易烤焦，尽量选择瘦肉；冷冻肉要先解冻，不要直接

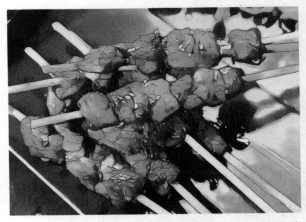

熏烤、油炸食物每月吃一两次足矣，以规避苯并芘等多环芳烃类致癌物。

烤，以缩短烧烤时间，减少食物接触烧烤过程中形成的化学物质；不要压扁肉类，以免引起较多的肉汁滴落，燃起更多的烟雾；给食物加个"外套"，用菜叶、锡纸等包裹后再与炭火接触；勤翻面，防止食物被烤煳，烤焦的部分坚决不吃；掌握好"火候"，烧烤的时候适当增加肉与火之间的距离，肉应距离热源至少15厘米；适当减少食用烧烤的次数。

世界癌症研究基金会的防癌食谱

根据世界癌症研究基金会出版的《食物、营养、身体活动和癌症预防》一书中针对普通人群的饮食防癌建议，制订出适合中国人的一周防癌食谱，仅供参考。

	早餐	午餐	晚餐	晚加餐
星期一	脱脂牛奶 茶鸡蛋 全麦馒头 紫洋葱拌胡萝卜 木耳 猕猴桃	芋头蒸鸡 杂拌菜（生菜、紫甘蓝、黄瓜、苦苣） 西红柿紫菜豆腐汤 糙米饭	芦笋炒虾仁 蒜蓉粉丝蒸娃娃菜 小米大枣粥 蒸红薯	橙子
星期二	低脂牛奶 煮鸡蛋 玉米面发糕 苹果醋拌紫甘蓝 蓝莓	什锦砂锅豆腐煲 扒菜心 凉拌心里美萝卜 荞麦饭	排骨烧海带 蒜蓉菜花 薏米莲子粥 菜团子	樱桃
星期三	脱脂牛奶 煮鸡蛋 葱香花卷 菠菜拌平菇 柚子	豉汁蒸鳕鱼 清炒西兰花 酸辣豆腐汤 黑米饭	姜母鸭 蒜蓉茼蒿菜 红小豆粥 蒸山药	草莓
星期四	低脂牛奶 煮鹌鹑蛋 全麦面包 桃仁韭菜 杨梅	香菇蒸鸡腿 蒜蓉芥蓝 白萝卜丝牡蛎汤 杂粮饭	尖椒肉丝炒苦瓜 芹菜炒豆腐干 紫米粥 小窝头	葡萄

（续表）

	早餐	午餐	晚餐	晚加餐
星期五	脱脂牛奶 蒸鸡蛋羹 菜团子 豆腐丝拌海带胡萝卜 猕猴桃	清蒸三文鱼 芥菜炒玉米粒 菌菇煲鸡汤 燕麦饭	小炒鸡丁 凉拌豌豆尖 玉米渣粥 蒸芋头	苹果
星期六	低脂牛奶 荷包蛋 香菇油菜包子 白菜心拌青红椒 火龙果	鸡肉馅馄饨 发面饼 小葱拌豆腐 菠菜拌花生米	西蓝花炒虾仁 蔬菜沙拉（紫甘蓝、圣女果、生菜、苦苣） 八宝粥 蒸玉米	白梨
星期日	脱脂牛奶 茶鸡蛋 全麦花卷 拌青笋条 菠萝	涮羊肉 什锦蔬菜拼（油菜、生菜、豆腐、红薯、魔芋、香菇） 荞麦面	清炖带鱼 扒芦笋 紫米粥 玉米面饼	芒果

给 素食者的饮食建议

目前并没有发现吃素和降低癌症的发病率有任何的相关性，但是吃素和营养不良、维生素缺乏、营养性贫血的关系是非常密切的。

不能指望吃素来防癌

素食主义主要分为纯植物素食、蛋奶素食和半素食等。最好不要做纯植物素食主义者，因为人体所需的营养物质，仅从素食中是无法得到充分满足的，尤其是肉、蛋、奶中富含的维生素 B_{12}，纯素食中是无法补充的。而维生素 B_{12} 对人体来讲又是必需的。

另外，纯素食者很容易出现缺钙、贫血等问题，这些都是因为不摄入动物性食物引起的。虽然已经有证据表明以植物性食物为主、动物性食物为辅的饮食模式对于预防心脑血管等慢性疾病是有益的，但并没有充分证据证明纯素食的膳食模式是能有效预防癌症的，不能指望着吃素来防癌，更不能指望它来治疗癌症。其实素食只是一种健康的生活方式而已，同样的生活方式还包括运动、保持乐观的心态等。

吃肉并不是致癌的根本原因

红肉等一些肉类，的确被世界卫生组织定性为 2 类致癌物。原因是动物肌肉中可能存在例如嘌呤等有害物质，理论上存在致癌的可能，但这并不是致癌的根本原因。另一方面，肉类并不只是脂肪和胆固醇的代表，其还含有丰富的蛋白质、B 族维生素，以及各种人体必需的微量元素，是我们保证身体全面营养摄入，维持身体健康的一环。如果长期吃素，身体的营养全面性必会大打折扣，免疫系统等组织得不到全面的营养，身体健康水平就会下降，反而更容易增加患癌症的风险。

素食者的蛋白质来源

素食者最需要解决的问题就是蛋白质的摄入问题。其实米、面当中也含有少量蛋白质能够被人体吸收，但是吸收效率远远不如动物蛋白，同时这些蛋白当中，也可能会缺少人体必需的氨基酸。素食者饮食中缺乏蛋、奶以及动物性蛋白等优质蛋白质，建议多吃大豆或豆制品、坚果、菌菇等，以增加蛋白质摄入。谷类加豆，在补充蛋白质方面堪比吃肉，两者搭配食用对素食者尤为重要。

如果按 60 公斤体重来计算的话，每个人每天至少需要 60 × 0.8 克 =48 克蛋白质，素食者可以对照一下右表，看看自己每天摄入的蛋白质的量到底达不达标。因为长期蛋白质摄入不足，会出现缺铁性贫血、乏力、神经功能紊乱、不孕等情况，这些都不是我们真正想要的健康。如果不是严格的纯植物素食者，适当增加一些蛋、奶的摄入量，会大大降低"素食并发症"的发生概率。

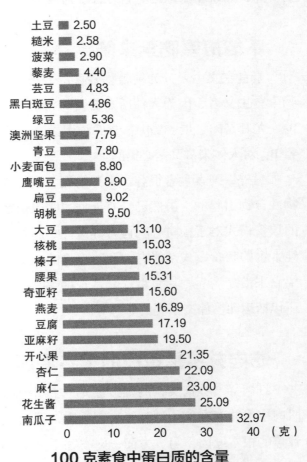

土豆	2.50
糙米	2.58
菠菜	2.90
藜麦	4.40
芸豆	4.83
黑白斑豆	4.86
绿豆	5.36
澳洲坚果	7.79
青豆	7.80
小麦面包	8.80
鹰嘴豆	8.90
扁豆	9.02
胡桃	9.50
大豆	13.10
核桃	15.03
榛子	15.03
腰果	15.31
奇亚籽	15.60
燕麦	16.89
豆腐	17.19
亚麻籽	19.50
开心果	21.35
杏仁	22.09
麻仁	23.00
花生酱	25.09
南瓜子	32.97

0　10　20　30　40（克）

100 克素食中蛋白质的含量

平 衡肠道菌群，这样吃才健康

人体内最大的免疫器官——肠道，栖息着多达100万亿的肠道菌群，这些"小细菌"竟能激活"抗癌密码"！除了消化食物，它们还会"训练"免疫系统，让免疫系统知道哪些可以忽略哪些是要清除的外来有害物质。一旦肠道菌群的平衡被破坏，就会导致疾病甚至某些癌症的发生，甚至还会影响癌症对治疗的响应。

含有肠道微生物群的黏膜　　　　　　抗肿瘤

肠道上皮和肠道肿瘤

治疗肠道失调和其他代谢功能障碍

提高化疗药物疗效，降低毒性

肿瘤细胞分布在不同的部位

减少肿瘤生长，防止肿瘤进一步发展

双歧杆菌，用作益生菌治疗

肠道微生物群的抗肿瘤作用

保护肠道健康，平衡肠道菌群是关键，如果肠道内的有益菌（益生菌）占多数，那么我们就能抵御很多有害微生物的侵害。饮食是影响肠道菌群的重要因素，以下的饮食方法有助于维护肠道菌群的平衡。

少吃甜食

甜食会扰乱肠道菌群的平衡。肠道中的一些有害微生物非常喜欢糖，比如肠球菌、梭菌等。另外，一些促炎性的脂肪会和糖一起，严重破坏肠道菌群的平衡。当我们摄入太多的甜食时，肠道中的有害细菌会大量繁殖，这会导致胃肠道菌群失调和随之而来的健康问题。

摄入富含益生菌的食品

益生菌不仅能刺激肠道内固有菌的生长，而且能通过多种途径抑制致病菌的生长、黏附和侵袭，使失调的菌群正常化，从而增强肠道的生物屏障功能。通过补充益生菌，可以激活巨噬细胞、B 淋巴细胞、NK 细胞，促进干扰素和白介素等细胞因子的产生，调节肠道菌群，发挥抗癌作用。富含益生菌的食品有：酸奶、泡菜、酸菜、豆豉、纳豆、红茶等。

摄入充足的膳食纤维

膳食纤维主要来自全谷类食物、蔬菜、水果、豆类和坚果。膳食纤维能被肠道菌群利用，产生短链脂肪酸，滋养肠道屏障，刺激肠道有益菌的生长，提高其抵御外来病原微生物的能力。《中国居民膳食指南（2022）》建议每人每天宜摄入 25 ～ 30 克的膳食纤维，有利于维持肠道健康。

食物多样性

《黄帝内经》记载："五谷为养，五果为助，五畜为益，五菜为充。"意思是饮食要平衡多样，荤素搭配，以素为主；粗粮细粮搭配，以粗粮为主。具体量可参考《中国居民膳食指南（2022）》。食物多样性能保证肠道菌群多样化，有利于肠道菌群的动态平衡。

低脂饮食

当饮食中脂类成分增多时，会使肠道菌群可获得的养料来源减少，可能是肠道菌群失衡、厌氧菌计数下降的主要原因。同时，高脂饮食后脂类代谢过程中的一些副产物如硫化氢、次级胆酸等，还可损害大肠黏膜，导致黏膜炎症，破坏菌群赖以生存的微环境。此外，如果膳食中的脂肪类物质摄入过多，为了消化脂肪，人体的消化腺会分泌更多的胆汁酸。胆汁酸在有害菌的作用下会变成致癌物质。这些致癌物在肠道内长期存留，刺激大肠壁，容易诱发大肠癌。因此，平衡肠道菌群，保护肠道健康，低脂饮食很有必要。

适量饮酒

酒精性肝损伤与肠道菌群有关。尽管酒精主要在肝脏代谢，但是饮酒会使肠道内菌群失调，导致肠道细菌中革兰氏阴性菌的增加。这个革兰氏阴性菌比较可怕，它带来的危害简言之就是产生毒素，损伤肝脏。肠道菌群的稳态、肠道屏障的完整及肝脏内的免疫细胞对预防酒精性肝病的发生起着重要的作用。

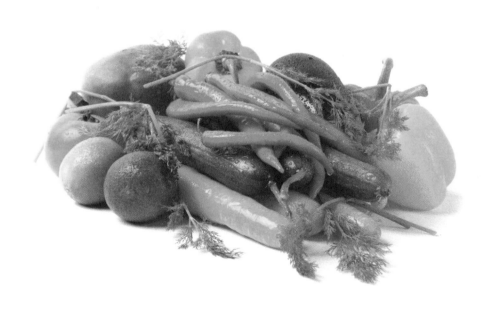